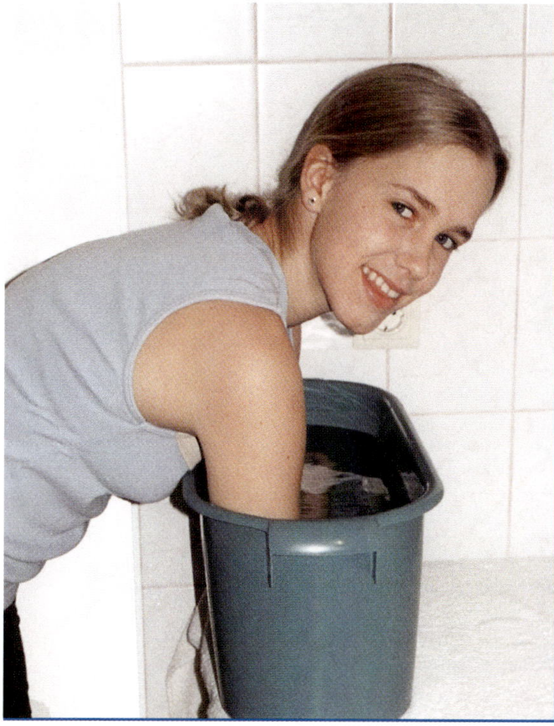

Erika Tschebull
OMR Dr. Hans Krammer

Mit Kneipp vorbeugen lindern heilen

Kneippen zu Hause:

- Waschungen
- Kneipp-Güsse
- Bäder
- Wickel
- Auflagen
- Kneippanwendungen für Kinder

KNEIPP VERLAG
Leoben · Wien
natürlich gesund

ISBN 3-901794-45-X

Autoren: OMR Dr. Hans Krammer, Neunkirchen
Erika Tschebull (†)

Zeichnungen: Atelier Cremsner, Parkstraße 4, 8641 St. Marein/Mzt.

Layout, Fotosatz, technische Bearbeitung: Kneipp-Verlag

Druck: Druckerei Ferdinand Berger & Söhne Ges.m.b.H., 3580 Horn

2. Auflage

Leoben, Februar 2003

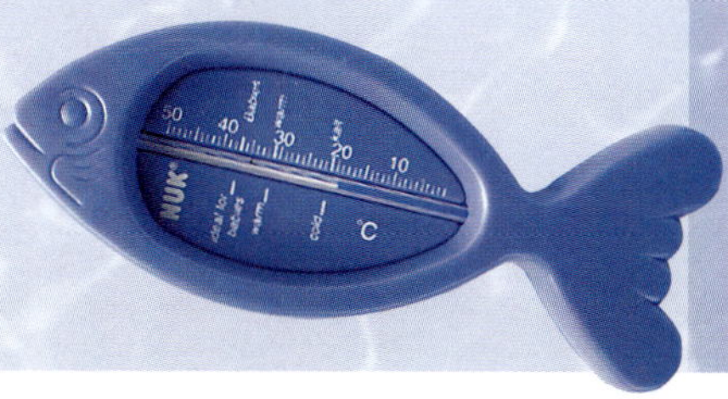
NUK
°C

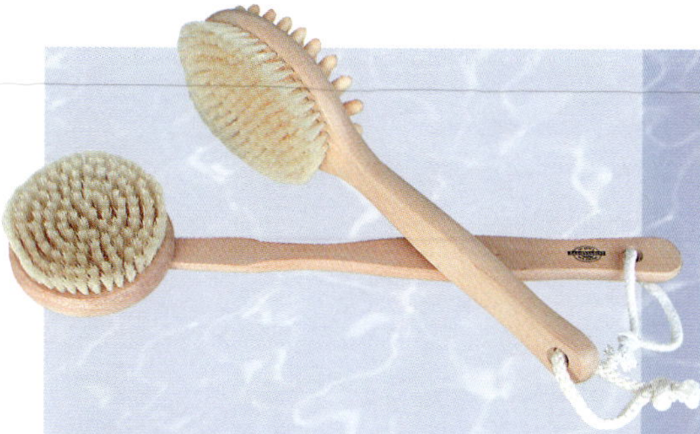

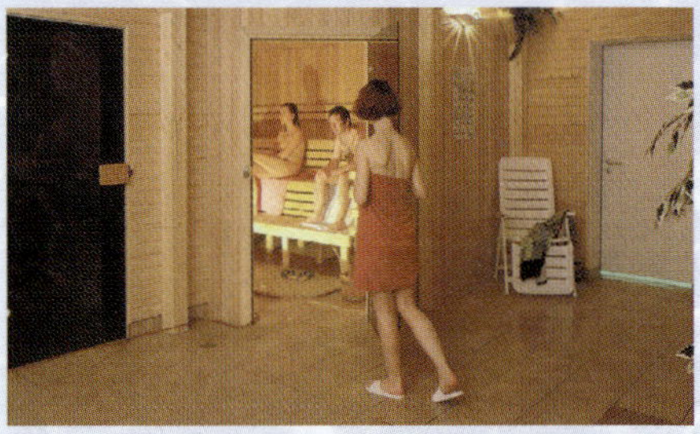

Prinzip der Wasseranwendungen nach Sebastian Kneipp

Die Behandlung mit Wasser ist keine Erfindung Sebastian Kneipps! Zahlreiche Überlieferungen aus dem Altertum belegen bereits die Verwendung von Wasser für Heilzwecke. In allen nachfolgenden Epochen, bis herauf zur Neuzeit, wurde es mehr oder weniger genutzt.

Dem Allgäuer Priester Sebastian Kneipp war es vorbehalten, völlig neue Formen der Wasseranwendungen und eine systematische Ordnung der überlieferten zu finden. Der außerordentlich begabte Beobachter erstellte ein feinst abgestuftes Therapiekonzept, das inzwischen von mehreren Ärztegenerationen sinngemäß erweitert und wissenschaftlich untermauert wurde. Es wird in diesem Buch vorgestellt. Streng vorgegebene Abläufe der Anwendungen mögen dem oberflächlichen Beobachter als eigenbrötlerisches Gehabe erscheinen. Sie sind es aber nicht!

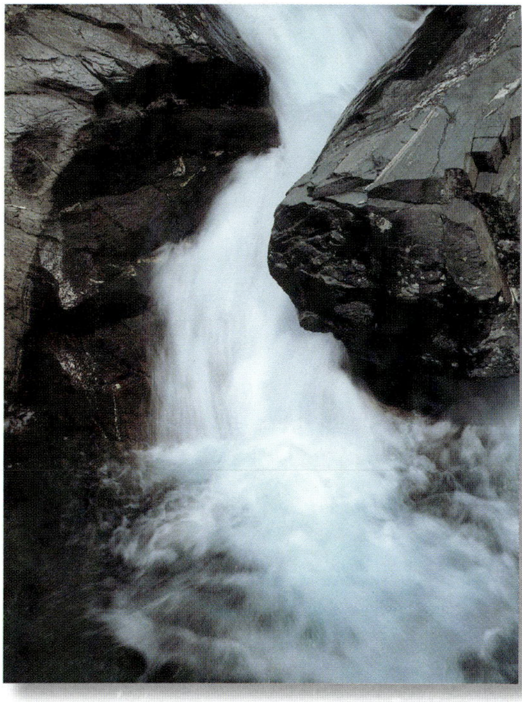

Schon der Begründer betonte immer wieder, dass je feiner dosiert, ein umso besserer Erfolg zu erwarten ist. Heute können wir diese aus der Beobachtung gefundene Erkenntnis wissenschaftlich belegen.

Die Kneipp-Hydrotherapie

hat einen fixen Platz im Konzept der modernen Medizin. Es handelt sich um Temperaturreize (thermische Reize von kalt über temperiert und warm bis heiß), gegebenenfalls mit pflanzlichen Wirkstoffen und mechanischen Einwirkungen, die verschiedene Reaktionen am Behandelten auslösen.

Grundformen der Hydrotherapie

Bäder (Teil-, Vollbäder)
Güsse (von Sebastian Kneipp geschaffen)
Wassertreten
Waschungen
Wickel und Auflagen

Temperaturbereiche

0 Grad C und darunter
= Kryotherapie (Kältetherapie)

8 – 15 Grad C	=	sehr kalt
16 – 22 Grad C	=	kalt
23 – 28 Grad C	=	kühl
29 – 32 Grad C	=	indifferent
33 – 38 Grad C	=	warm
39 – 40 Grad C	=	sehr warm
41 – 44 Grad C	=	heiß

Im Zentrum des Reiz-Reaktions-Prinzips steht das vegetativ-hormonale System, dem unter anderem die Konstanterhaltung der Körperkerntemperatur obliegt. Neben den einfach ablaufenden, segmentalen Reflexen steuert es im Sinne eines Regelsystems dem Reiz entsprechende Reizantworten. So wird zum Beispiel die Haut während eines kalten Gusses blass (Hautgefäße werden vom vegetativen System zur Abwehr der Kälte verengt) und nach Abschluss der Kalteinwirkung zur Wiedererwärmung reaktiv rot (die Hautgefäße werden erweitert).

Über die segmentalen Reflexbogen (Haut – betroffene Rückenmarksegmente – vegetativer Grenzstrang vor der Wirbelsäule – Muskulatur – korrespondierende Organe) und die vegetativen Zentren kommt es auch zu Einflüssen auf innere Organe und Körperbereiche, die nicht direkt behandelt wurden. Wenn es erforderlich ist, werden auch die hormonbildenden Drüsen zugeschaltet.

Nebenstehend wird aufgelistet, was die Stärke des Reizes ausmacht und außerdem all das, was für die Reizantwort maßgeblich ist. Weiß man darum Bescheid, kann man eine gezielte Therapie betreiben und krankheitsbezogene Anwendungen machen. Damit kann man auch die Heilanzeigen abgrenzen. Allerdings sollte bei bestehenden Beschwerden oder eingeschränkter Belastungsfähigkeit ein kundiger Arzt zugezogen werden.

Zur Wirkung der Wasseranwendungen sei noch erwähnt, dass wir zwei Wirkungsformen unterscheiden müssen.

Die eine ist der **Soforteffekt** (Immediateffekt), der sich unmittelbar während und nach einer Behandlung einstellt.

Das sind zum Beispiel die oben angeführten Hautgefäßveränderungen bei einem Guss oder die indirekte Einwirkung auf die Gefäße des Herzens und des Gehirns bei einem ansteigenden Armbad.

Davon abzugrenzen ist der **Langzeiteffekt** (Prolongateffekt), wie er sich nach regelmäßigen täglichen Anwendungen mit allmählich ansteigender Intensität einstellt.

Dabei handelt es sich um ein Training der körpereigenen Abwehrkräfte oder um eine allmähliche Regulation krankhafter Vorgänge im Organismus.

Was bestimmt die Stärke des Reizes?

1. Die Temperatur der Anwendung, ob Warm- oder Kaltbereich.
2. Die Intensität. Je größer der Temperaturunterschied zur Hauttemperatur (dem Indifferenzbereich von 29 bis 32 Grad C, wo weder Kalt- noch Wärmeempfinden ist), umso intensiver der Reiz.
3. Die Dauer des Reizes. Je länger die Reizeinwirkung, umso intensivere, aber auch belastendere Reaktion.
4. Die Reizfläche und die Region. Ausdehnung der behandelten Körperfläche und Wahl von empfindlichen und weniger empfindlichen Regionen. Arme und Beine sind weniger empfindlich als der Körperstamm.
5. Die Reizfolge. Bei Reizen, die zur Erzielung eines Langzeiteffektes in Serie verabreicht werden, ist das Intervall entscheidend.
6. Die Dynamik des Reizes. Ob ein Guss drucklos verabreicht wird oder ein Blitzguss, bei dem Wasser mit Druck auf die Haut aufgebracht wird.
7. Die physikalischen Eigenschaften des Reizträgers. Es wird eher Wasser als Reizträger verwendet, da es den Temperaturreiz 23-mal besser leitet als die Luft.

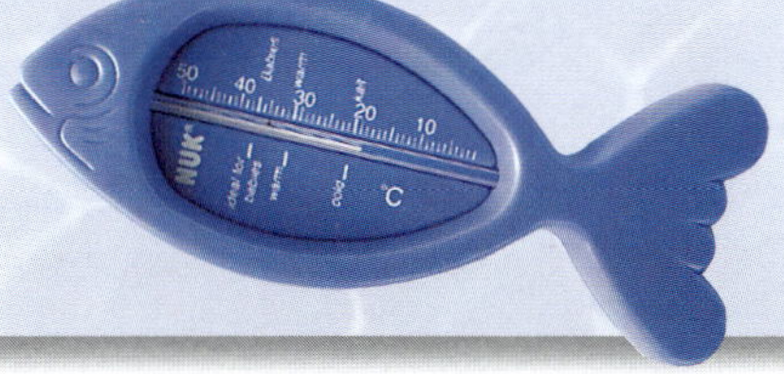

Wovon hängt die Reizantwort = Reaktion ab?

1. Von der Tageszeit. In der Aufheizphase (Anstieg der Körperkerntemperatur um ca. 0,6 – 0,8 Grad C) von 3 Uhr morgens bis 15 Uhr, ist die Reaktion auf Kaltreize intensiver als in der Abkühlphase von 15 Uhr bis 3 Uhr.
2. Von der Konstitution. Pyknische Typen (untersetzte, zu Fettansatz neigende) sind weniger kälteempfindlich als asthenische (schlankwüchsige).
3. Vom Lebensalter. Kinder und ältere Menschen sind kälteempfindlicher.
4. Vom Geschlecht. Frauen sind meist kälteempfindlicher als Männer.
5. Von der Art und der Phase einer bestehenden Krankheit. Akute Entzündungen sprechen auf Kälte, chronische Entzündungen wiederum auf Wärme besser an.
6. Von der allgemeinen „Reaktionslage". Entscheidend sind die aktuelle Funktionstüchtigkeit und der aktuelle Stand des Gleichgewichts der beiden vegetativen Gegenspieler Sympathicus und Parasympathicus. Menschen, bei denen der Sympathicus überwiegt, vertragen im Allgemeinen Kälte besser (sympathicoton = ergotrop) als die, bei denen der Parasympathicus überwiegt (parasympathicoton = histiotrop).
7. Vom Gewöhnungsgrad – physiologische Adaptation. Bei Reizfolgen in Serie wird durch Training die Reizantwort immer schwächer, deshalb kann und soll die Reizintensität gesteigert werden.

Das sind zum Beispiel die Normalisierung funktionell gestörter Herzrhythmik oder abnormer Darmtätigkeit (charakteristisch für eine Regulationstherapie). Nach den Anweisungen zur fachgerechten Gestaltung der Anwendungen findet der Leser jeweils Hinweise auf erzielbare Effekte.

Es finden sich die wichtigsten Heilanzeigen und Gegenanzeigen und für den praktischen Gebrauch sollte eine Abstimmung mit den Indikationen der Kneipp-Therapie, wie sie im Anhang aufgelistet sind, erfolgen.

Bei jeder Selbstbehandlung ist aber größte Vorsicht geboten. Vor allem müssen bei Kaltanwendungen funktionstüchtige Gefäße vorhanden sein.

Der Grundsatz „kalt" nur auf warme Körperregionen wurde schon von Sebastian Kneipp geprägt und heute wissen wir, warum das so sein muss.

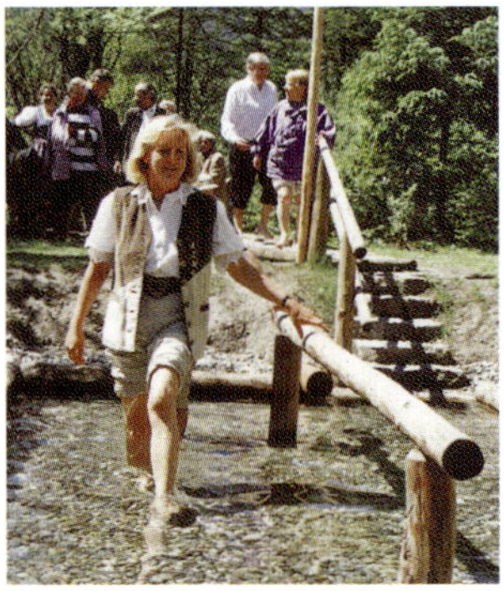

Kalt nur auf warme Körper-Regionen.

Wo immer Zweifel an der Belastbarkeit des Herzens und des Kreislaufes bestehen, sollte der Arzt zu Rate gezogen werden (siehe Grundbedingungen der Kneipp'schen Hydrotherapie, Seite 13).

Vorbeugemaßnahmen sowie Verbesserungen gestörter Organfunktionen, wie schlechte Blutdruckregulation, Magen-Darm-Störungen usw., bedürfen serieller Behandlungen. Täglich sollen ein oder zwei einschleichende Anwendungen gemacht werden. Auch die Begleitmaßnahmen mit den anderen 4 Kneipp-Komponenten müssen immer Berücksichtigung finden. Nur mit Konsequenz kann man Langzeiteffekte erreichen! Die bessere Lebensqualität sollte aber die Mühen lohnen!

Kneipp-Therapie, die sich nur natürlicher Möglichkeiten bedient und sich bald über 1 1/2 Jahrhunderte bewährt hat, kommt ohne fantasievolle Namen und ohne Ergänzung durch exotische Heilmethoden aus. Eine Empfehlung sind zufriedene und leistungsbereite Menschen, die sich aktiv um eine gesundheitsbewusste Lebensführung bemühen und auch bei Erkrankungen das ihre zur Überwindung beitragen.

Grundkonzept der Kneipptherapie

Ein optimaler Effekt der Hydrotherapie erfordert die Eingliederung in die gesamte aus **fünf Komponenten** bestehende Kneipptherapie.

Sebastian Kneipp erkannte die günstige Unterstützung der thermischen Behandlung durch **Heilpflanzen.** Er verstand es, diese beiden Behandlungsformen sinnvoll aufeinander abzustimmen.

Wasser ist ein gutes Transportmittel, um Wirkstoffe aus Heilpflanzen auf verschiedenen Wegen (Trinken von Tees und dergleichen, durch Inhalation über die Atemwege und aus Badezusätzen durch die Haut) in den Körper einzubringen. Soweit es sich um Heilpflanzen handelt, die unmittelbar in der Hydrotherapie eingesetzt werden, sind sie im Kapitel „Badezusätze" (Seite 30 ff.) angeführt.

Kneipps drittes Anliegen war die **Bewegung.** Systematisch aufgebaut und betrieben, löst sie im Körper ähnliche Reaktionen aus wie die Hydrotherapie und ist in mancher Hinsicht eine sinnvolle Ergänzung. Ein Jahrhundert vor der Fitness-Welle empfahl der „Priesterarzt" seinen Patienten ausgiebige Bewegung in frischer Luft. Die herrliche Landschaft des Allgäus rund um Bad Wörishofen bot dazu reichlich Gelegenheit. Heute verweisen wir mit Nachdruck darauf, dass gesundheitlich wertvolle Bewegung auch Freude bereiten und damit psychischen Gewinn bringen soll.

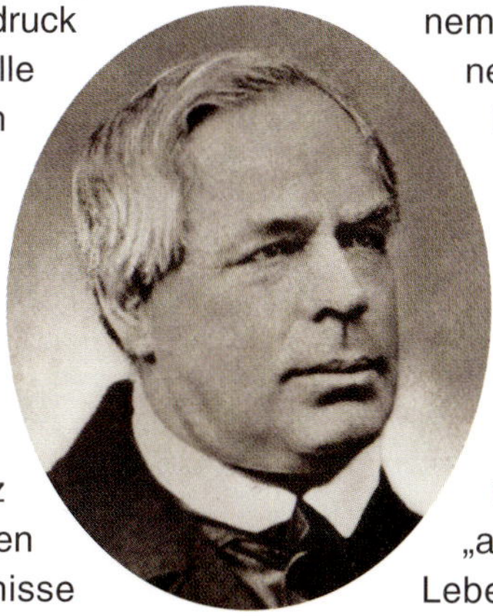

In den Schriften Sebastian Kneipps finden sich auch heute noch gültige Hinweise auf eine **gesunde Ernährung** als Basis aller Gesundheitsbemühungen. Trotz des damals noch recht bescheidenen Wissens um Ernährungserfordernisse hat er sich für möglichst „naturbelassene" Nahrung eingesetzt und damit die vierte Komponente seinem Therapiekonzept hinzugefügt.

Er legte den Grundstein, auf dem die Nachfolgenden weiterbauen konnten. Schon vor Jahrzehnten wurden von den Vertretern der Kneipptherapie Ernährungsrichtlinien empfohlen, die damals als sektiererisch mitleidig belächelt wurden. Heute sind sie Allgemeingut und deshalb ist es nicht vermessen, für Sebastian Kneipp und seine Nachfolger bei der Entwicklung der modernen Vollwerternährung einen gebührenden Platz zu beanspruchen.

Der Priester-Arzt aus dem Allgäu war auch ein Wegbereiter der heute so aktuellen Ganzheitsmedizin im Sinne der einheitlichen Betrachtung von Psyche und Körper. Als Wasserbehandler wurde er mit den körperlichen, als Priester mit den seelischen Nöten seiner Patienten vertraut. So erkannte er die Zusammenhänge von körperlichen Erkrankungen und ihren psychischen Wurzeln. Letzteren vorzubeugen oder sie zu behandeln war notwendig, um mit den körperlichen Krankheiten fertig zu werden. In seinem Buch „So sollt Ihr leben" gab er eine Fülle von Empfehlungen, die in der heutigen psychosomatischen Medizin höchste Aktualität haben und sich in der Lebensstilmedizin wiederfinden.

Die von Kneipp als **„Ordnungstherapie"** apostrophierte Komponente beinhaltet auch Entspannungsmethoden, allen voran das „autogene Training". Weiters soll die Lebensführung nach den alles Leben bestimmenden Rhythmen, z. B. dem Arbeits-Ruhe-Rhythmus, ausgerichtet werden. Bestehenden Schwierigkeiten des Ordnungsgefüges und störenden psycho-sozialen Schwierigkeiten wird im Arzt-Patienten-Gespräch oder in Gruppengesprächen begegnet.

Letztlich haben auch Hydro- und Bewegungstherapie mit Unterstützung der Phytotherapie und auf der Basis einer gesundheitsbewussten Ernährung eine die Lebensvorgänge ordnende Funktion.

In dieser Gesamtheit liegt der besondere Wert der Kneipptherapie für die Menschen in der mörderischen Hektik der modernen Zivilisation. Sie erreicht alle Risikobereiche des Lebens im

Sinne bestmöglicher **Gesundheitsvorsorge.** Als Prototyp der Naturheilmedizin kann sie aber auch mit einer Reihe von Erkrankungen auf gefahrlosem Wege fertig werden oder gegebenenfalls als Ergänzung zu notwendigen intensiveren Maßnahmen dienen **(akute und chronische Erkrankungen).** Zur Wiederherstellung nach schweren Erkrankungen oder Operationen kann mit den fünf Komponenten der Kneipptherapie bestmöglicher Erfolg erreicht werden **(Rehabilitationsmedizin).**

Bei der Handhabung der in diesem Buch vorgestellten Hydrotherapie darf nie auf diese Fünfgliedrigkeit der Kneipptherapie, wie sie von den Kneipp nachfolgenden Ärztegenerationen sinngemäß erweitert und wissenschaftlich begründet wurde, vergessen werden!

Zum Abschluss dieser kurzen ärztlichen Hinweise zum Geleit sei Frau Tschebull, die uns im Jahr 2002 verlassen hat, für die ursprüngliche Verfassung herzlich gedankt.

Besonderer Dank gilt ihr aber für eine lebenslange Arbeit zur Verbreitung des Kneipp'schen Gedankengutes und insbesondere der Hydrotherapie in Österreich.

Von den frühen Anfängen der österreichischen Kneippbewegung an war sie um die Laieninformation durch Vorträge und Publikationen bemüht.

An der Ausbildung von über 1.000 Kneipp-Bademeistern und -Bademeisterinnen hat sie namhaft mitgewirkt und über Jahrzehnte die Geschicke des Kneipp-Bademeisterverbandes gelenkt.

Der Kneippbund wird ihr in allen Zeiten ein ehrendes Gedenken bewahren.

OMR Dr. Hans Krammer

Ehrenvorsitzender des Österreichischen Kneippärztebundes

Praxis der Kneipp'schen Wasseranwendungen

Mit diesem Buch möchten wir Ihnen, liebe Leserin und lieber Leser, einen Wegweiser in die Hand legen, der Ihnen die Durchführung der Kneipp-Wasseranwendungen erleichtern soll. Nur wenn sie kunstgerecht zur richtigen Zeit durchgeführt werden, bringen sie Erfolg. Was durch Generationen erprobt und im Laufe der Zeit sinngemäß erweitert und ergänzt wurde, hat heute für Gesundheit und Wohlbefinden höchste Aktualität.

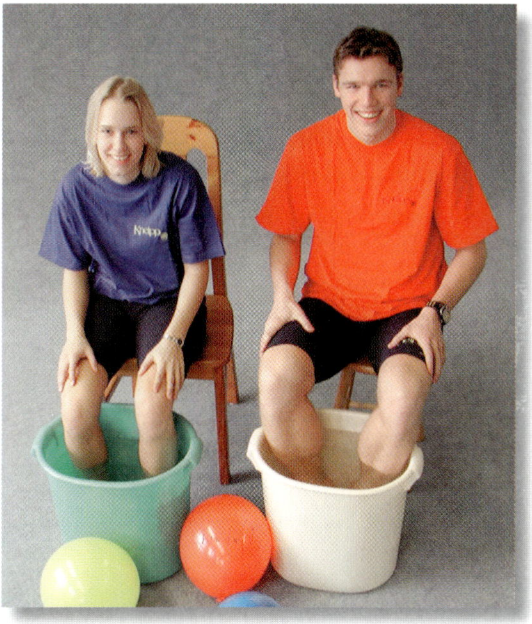

Nicht alle Kneipp-Anwendungen sind kalt: Man muss wissen, wie man´s richtig macht.

Bevor Sie versuchen, Nutzen aus den Anweisungen dieses Buches zu ziehen, lesen Sie bitte die technische Einleitung und das Inhaltsverzeichnis, damit Sie auch wirklich das finden, was Sie brauchen. Machen Sie nicht irgendeine Anwendung, sondern stimmen Sie Ihre Auswahl darauf ab, was für Sie im Augenblick das Geeignetste ist. Die Auswahl ist groß. Anhand der jeweils angeführten erzielbaren Effekte, der Indikationsliste (Anhang, S. 87 ff.) und des Inhaltsverzeichnisses können Sie sich das aussuchen, mit dem Sie Ihr Ziel erreichen können. Es ist kein großer Aufwand – kaum finanziell, lediglich etwas Zeit – aber das Wenige muss sein! Die Abbildungen sollen Ihnen optisch helfen, alles perfekt zu machen.

Um Kneipp-Wasseranwendungen zu Hause erfolgreich durchführen zu können, bedarf es natürlich einiger technischer Einrichtungen, die aber ohnehin fast in jedem Badezimmer vorhanden sind. Es werden nur wenige kleine Ergänzungen nötig sein, die problemlos zu machen sind. Ein Badezimmer oder eine Duschecke ist heute glücklicherweise in fast jedem Haushalt vorhanden. Ebenso ein Waschbecken mit Kalt- und Warmwasseranschluss.

Handtücher, Leintücher sowie Wolldecken oder dicke Frotteetücher werden ebenfalls zu finden sein, so dass Neuanschaffungen kaum nötig sind.

Erinnern Sie sich daran, dass bei den Wickelkursen in den Kneipp-Aktiv-Clubs meist **Wickelwäsche** verwendet wird, die Sie aus dem häuslichen Bereich mitbringen!

Kneipp-Fußbadewannen sind eine Anschaffung fürs Leben und können so vielfältig verwendet werden, dass sich diese Ausgabe bestimmt lohnt.

Ein unabdingbares Utensil, um Bäder zu verabreichen, ist ein Badethermometer. Nur mit dessen Hilfe kann eine exakte Temperatur gemessen werden, die für den Erfolg eines Bades absolut nötig ist.

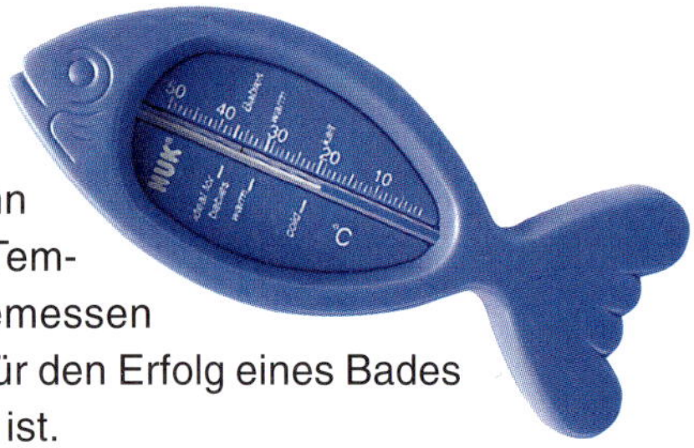

Um Güsse zu machen, bei denen der oft erwähnte Wassermantel entsteht, wäre es gut, sich auch einen Gießschlauch montieren zu lassen. Auch dies ist keine Hexerei. Bei einer Brause- oder Badewannenbatterie kann ein Installateur durch ein Zwischenstück den Auslauf der Mischbatterie so verändern, dass man daran einen Schlauch von 3/4-Zoll lichter Weite als „Gießschlauch" anschließen kann. Mit diesem Schlauch lässt sich nebenbei auch die Wanne füllen oder reinigen.

Das Gleiche gilt für die Duschecke. Notfalls kann ohne zusätzliche Montage vom Brausenschlauch die Brause abgeschraubt werden.

Armbäder lassen sich in jedem Waschbecken gut durchführen, wobei die vielfach installierten Doppelabwäschen in der Küche auch für Wechselbäder geeignet sind.

Dass die Temperatur im Baderaum entsprechend sein muss, ist ebenfalls eine Voraussetzung für gutes Gelingen. 22 bis 23 Grad C sind wohl am besten geeignet, wobei aber auf die individuelle Temperaturempfindlichkeit Rücksicht genommen werden soll. Keine Zugluft!

Beim Anlegen eines Wickels muss der Raum gut gelüftet, aber warm sein.

Und nun nochmals der nachdrückliche Hinweis:

Sie brauchen keinerlei großen finanziellen Aufwand aber nehmen Sie sich genügend Zeit, um die Anwendungen in Ruhe machen zu können. Sie werden dann die erwarteten Früchte ernten können!

Grundbedingungen der Kneipp'schen Hydrotherapie

1. Der Behandlungsraum soll gut temperiert und zugfrei sein.
2. Kaltanwendungen nur auf warme Körperregionen, erforderlichenfalls durch Bewegung oder Warmanwendung vorerwärmen.
3. Reaktion auf Kaltreiz erfordert funktionstüchtige Gefäße, ansonsten keine Kaltanwendungen.
4. Nach Kaltreizen nur Wasser abstreifen und Wiedererwärmung durch Bewegung unterstützen.
5. Nach Warmreizen abtrocknen (keine Verdunstung) und ankleiden, um Wärme zu bewahren.
6. Körper nur so weit entblößen als notwenig.
7. Bei Güssen möglichst entspannte Haltung.
8. Bei Teilbädern bequeme, körpergerechte Sitzmöbel.
9. Bei Wechselanwendungen lang warm und kurz kalt.
10. Wechselanwendungen prinzipiell kalt abschließen. Nur bei schlechter Wiedererwärmung warm.
11. Wechselanwendungen 2- bis maximal 4-mal wechseln.
12. Den exogen ausgelösten Reiz in Ruhe ausklingen lassen.
13. Serielle Behandlungen mild beginnen und allmählich steigern.
14. Langzeiteffekte erfordern tägliche Behandlungen.

Abhärten, Kräftigen

Einiges Grundsätzliches

Das Abhärten, um ganz allgemein krankmachende Einflüsse abwehren zu können, ist ein Grundanliegen der Kneipp-Gesundheitslehre und muss regelmäßig und **einschleichend** erfolgen. Alle kleinen und später größeren Anwendungen, die man zu Hause machen kann, sind dafür geeignet. Eine kurze **kalte Abwaschung** nach einer warmen Reinigungswaschung, einer Dusche oder einem Bad gehört bereits zu den Abhärtungen, die ständig durchgeführt, eine gute Vorbereitung für weitere Heimanwendungen sind.

Eine **kalte Dusche** allein ist aber noch lange keine Kneippkur!

Wir können uns nicht nur durch die Warm- und Kaltreize des Wassers abhärten, auch die Bewegung in frischer Luft, ob im Sommer oder Winter, Gymnastik, Wandern, Schwimmen und der wöchentliche Besuch der Sauna gehören dazu.

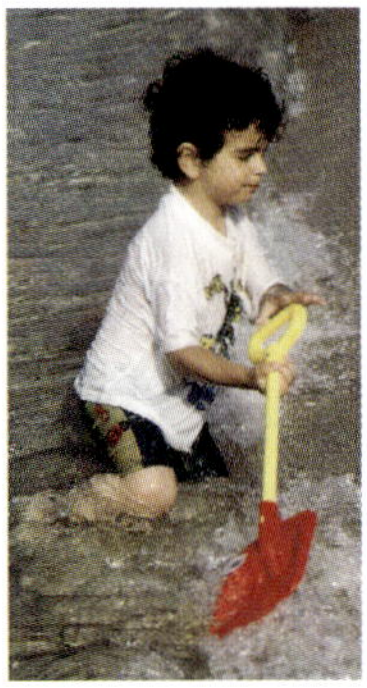

Achtung: Kinder reagieren empfindlicher!

Abhärtung beginnt bereits im Kindesalter, wobei dem kindlichen empfindlicheren Organismus Rechnung getragen werden muss. Die Reize müssen milder sein.

Abhärtung als Training ist für unseren Bewegungsapparat, unser Knochengerüst, unser Muskelsystem und die damit verbundenen Organsysteme wichtig. Durch entsprechende, gezielt aufgebaute Bewegung wird unser Leistungsvermögen gesteigert.

Essgewohnheiten können zu unserem Wohlbefinden erheblich beitragen. Die Vollwerternährung wie sie in den Publikationen des Kneipp-Verlages näher erläutert wird, ist, wie im Vorwort erwähnt, in die Kneipp-Gesundheitslehre eingebunden. – Und wer nach Ordnung in seinem Leben trachtet – Lebensstilmedizin – kann auch seelische und körperliche Belastungen besser verkraften.

Zum Thema „Abhärten“ soll ein vernünftiger Standpunkt hinsichtlich der **Bekleidung** bezogen werden. Man zieht sich nach seinen individuellen Kälte- und Wärmebedürfnissen an und nicht nach dem Kalender!

Die leider bei Großmüttern, Tanten usw. weit verbreitete Ansicht, dass man sich im Herbst nicht warm anziehen soll, weil man dann im Winter nichts zusetzen kann, führt nur zu Erkältungen verschiedenster Art bis hin zu den viel schlimmeren Blasen-, Nieren- oder sonstigen Unterleibserkrankungen usw. Wenn mir kalt ist, muss ich mich wärmer anziehen oder durch Bewegung selbst mehr Wärme erzeugen. Genauso muss ich auch meine warmen Sachen langsam abstreifen, wenn die Außentemperatur im Frühjahr zeitweise höher wird.

Darauf ist besonders bei Kindern zu achten. Sie schwitzen beim Spielen, Laufen und Springen, machen ständig Bewegung und müssen immer noch Jacken und Mützen an- und aufhaben. Das persönliche Wohlbefinden ist der Maßstab! Bei den jüngeren Erziehern ist hier schon ein gewisser Umdenkprozess eingetreten. Er soll nur nicht ins übertriebene Gegenteil führen!

Auch sollte man daran denken, dass sowohl in der kalten als auch in der warmen Jahreszeit ein gewisser Gewöhnungseffekt eine große Rolle spielt.

Wichtig sind immer die **warmen Füße!**

Wenn Sie in Ihrer Wohnung einen Abhärtungsfaktor einbauen wollen, dann heizen Sie nicht die gesamte Wohnung gleichmäßig durch, sondern achten Sie auf ein Temperaturgefälle zwischen Aufenthaltsräumen, Vorzimmer und Schlafräumen.

Durchlüften führt zu einem angenehmen Wohnklima. Schlafräume sollen nicht zu warm sein, aber auch nicht eiskalt! Kinder decken sich meist in der Nacht nur dann ab, wenn ihnen zu heiß ist.

Also nicht zu sehr zudecken. Fühlen Sie unter die Decke hinein, ob Ihr Kind warm genug ist. Eine Unsitte ist leider auch noch nicht ausgerottet: Man geht zu sehr bekleidet ins Bett! Ein Nachthemd oder Schlafanzug – sonst nichts! Der Körper muss ja auslüften können und die Haut darf nicht abgeschlossen werden!

Wenn Ihnen abends kalt ist, nehmen Sie lieber eine Wärmeflasche ins Bett oder wärmen Sie Ihr Bett vor (falls keine Zeit oder Möglichkeit für ein warmes Fußbad vorhanden ist), aber ziehen Sie sich nicht übermäßig an!

Abhärten ist gut – aber mit Vernunft.

Bäder nach Kneipp

Allgemeines

Absteigende Bäder

Die temperaturabsteigenden Bäder wurden als **fiebersenkende** Maßnahme wohl schon zu Kneipps Zeiten verwendet, sind in ihrer Weiterentwicklung außerdem bei **Wechselbeschwerden** verwendet worden und werden auch heute noch gelegentlich dazu gebraucht. Sie können aber anderweitig ersetzt werden, z. B. durch kalte Waden- oder Armwickel.

Ansteigende Bäder

Sie wurden zu Kneipps Zeiten noch kaum verwendet, auch wenn er insbesondere bei Sitzbädern davon schreibt, dass man heißes Wasser nachgießen solle. Sie wirken in erster Linie gefäßerweiternd, dürfen daher bei **Venenerkrankungen** nicht verabreicht werden. Sie wirken

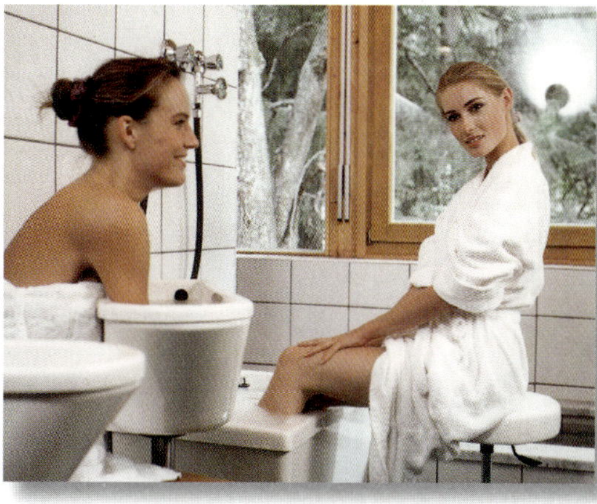

sich aber auch segmental auf die Mehrdurchblutung von Organen aus und können in diesem Sinne angewandt werden.

Kalte Bäder

Sie sind zwar der Ursprung der Kneipp-Hydrotherapie, werden heute aber viel sparsamer angewandt. Kneipp selbst schrieb in seiner **Wasserkur:** „... ging ich von Milde zu noch größerer Milde über, weil das den Menschen besser tat." Vor allem die zeitliche Dauer wurde wesentlich gekürzt und auf die gute Vor- und Nacherwärmung wurde besonderer Wert gelegt. Kalte Bäder werden meist nur als **Teilbäder** verabreicht und sind in ihrer Dauer auf **Sekunden** beschränkt. Sie bewirken einen kurzen kalten Hautreiz, der vom Körper durch reaktive Wärmezufuhr an die betreffende Stelle beantwortet wird. Es können aber auch auf reflektorischem Weg andere Stellen (wie z. B. Organe) beeinflusst werden.

Warme Bäder

Sie haben eine Temperatur von 35 bis 37 Grad C (übertriebene Hitze ist nur belastend und bringt nichts) und werden je nach Bedarf mit Zusätzen (siehe Badezusätze, Seite 30ff) von Kräutern oder anorganischen Stoffen zubereitet. Sie sind als **1/2-** oder **3/4-Bäder** für Herz und Kreislauf besser verträglich als **Vollbäder.** Als **Teilbäder,** auch als Wechselbäder, bieten sie beste Verwendungsmöglichkeit in der häuslichen Gesundheitspflege. Nach einer Reihe von warmen Bädern sollte eine kurze **Kaltanwendung** erfolgen **(Abgießung oder Abwaschung)** und nach leichtem Abtrocknen eine **Bettruhezeit** von mindestens einer halben Stunde eingehalten werden. Nach **Fuß- oder Armbädern** ist diese Bettruhe nicht unbedingt nötig. Das warme Bad hat eine entspannende Wirkung, ist allerdings gegenüber den Güssen durch den **hydrostatischen** Druck (Wasserdruck über die Haut auf alle Gefäße und Organe) eine gewisse **Kreislaufbelastung.** Da das warme Bad den gesamten Körper aufwärmt, sollte man es in der natürlichen Aufwärmphase, also am Vormittag, durchführen. Ein heißes Voll- oder 3/4-Bad am Abend stört ohne beruhigenden Heilpflanzenzusatz meist die Einschlafbereitschaft.

Die Durchführung der einzelnen Bäder für den Hausgebrauch und ihre Wirkung

Armbäder

sind eine der einfachsten Kneipp-Anwendungen und können, wie alle Bäder kalt, warm, wechselwarm oder temperaturansteigend gegeben werden.

Das ansteigende Armbad

(auch Hauff'sches Armbad genannt) bringt eine Steigerung der Einflussnahme auf das gesamte Kreislaufgeschehen. Hauffe und Schwenninger, zwei bedeutende Ärzte der Jahrhundertwende, haben den Zusammenhang zwischen der Überwärmung der Arme und der Mehrdurchblutung innerer Organe erforscht und dabei besonders auf die bessere Durchblutung der **Herzkranz-**

gefäße hingewiesen. Auch Fehlregulationen der Gehirngefäße können gut beeinflusst werden, wie spätere Untersuchungen gezeigt haben.

Durchführung: Man setzt sich, wie beim Wechselarmbad, zum gefüllten Waschbecken. Das Wasser soll zu Beginn ca. 32 bis 35 Grad C haben. Im Laufe einer viertel Stunde lässt man langsam heißes Wasser nachrinnen bis zu einer Temperatur von 40 bis 42 Grad C, je nach Verträglichkeit. Abschließend 5 Minuten bei der höchsten Temperatur verbleiben. Dann werden die Arme gut abgetrocknet und ohne Kaltanwendung wird zur Steigerung der Wirkung eine halbe Stunde Liegezeit eingehalten. Durch das langsame Ansteigen der Temperatur erfolgt die erwähnte bessere Durchblutung der Herzkranzgefäße, dadurch eine bessere Sauerstoffversorgung des Herzmuskels und die Regulierung der Gehirngefäße.

Das Ruhen danach ist zweckmäßig, um wieder auf die Normaltemperatur zurückzukommen. Es kann auch zu einem Schweißausbruch kommen, der im Laufe der Ruhezeit wieder abklingt und nicht gefördert werden sollte (nicht zu warm zudecken).

Dieses Bad kann sehr gut, nach Rücksprache mit dem behandelnden Arzt, bei bestimmten Angina-pectoris-Beschwerden verwendet werden. Bei regelmäßigem Gebrauch (zwei- bis dreimal in der Woche) kann sogar die Medikamentendosis verringert werden. Gefäßbedingte Kopfschmerzen verschiedener Ursachen lassen sich bei frühzeitigem Einsatz gut abfangen. Auch als „Fernheizung" leistet das ansteigende Armbad gute Dienste, wenn im Behandlungsbereich keine Möglichkeit der Wärmezufuhr besteht. Zum Beispiel gegen einen drohenden Infekt bei Unterkühlung mit feuchten Füßen (siehe ansteigendes Fußbad, Seite 20 f.).

Akut-entzündliche Prozesse z. B. an Krampfadern mit starker Rötung oder an Gelenken sollen nicht mit Wärme behandelt werden. Hier ist auf alle Fälle der Arzt zuzuziehen.

Das ansteigende Armbad

Indikationen:
Stabile Angina pectoris, leichte Blutdruckerhöhung, gefäßbedingte Kopfschmerzen, beginnende Entzündungen im Nasen-Rachen-Raum.

Gegenindikationen:
Instabile Angina pectoris, nicht beherrschter Bluthochdruck.

Das kalte Armbad

Ein Waschbecken mit kaltem Wasser füllen. Erst den rechten, dann den linken Arm so weit wie möglich eintauchen und unter leichter Bewegung 10 – 20 – 30 Sekunden im Wasser lassen. Dabei laut zählen „21, 22, 23" usw., damit auf das Ausatmen nicht vergessen wird. Die Bewegung soll einen immer neuen Kältereiz ermöglichen.

Bei ruhiger Lage der Arme wird ein Wärmemantel gebildet und der erwünschte Kaltreiz lässt nach. Die Kälte darf nicht schmerzhaft sein, in diesem Fall sofort aus dem Wasser! Die Wassertropfen abstreifen, nicht abtrocknen! Ärmel wieder herunterstreifen, leichte Bewegung machen. Durch den relativ kurzen kalten Reiz werden im ersten Moment die Gefäße verengt,

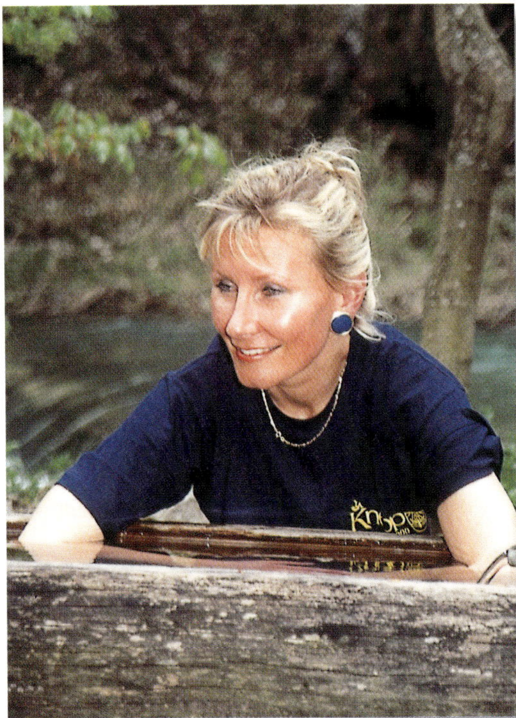

gleich darauf wird aber durch eine automatische Abwehr des Körpers mehr Blut an die der Kälte ausgesetzten Stellen geschickt. Die Durchblutung der Arme, des gesamten Oberkörpers und des Kopfes wird gefördert. Ganz besonders wirkt sich die vermehrte Blutzufuhr auch an den Versorgungsgefäßen des Herzens aus, das Bad hat daher den treffenden Namen **„Herzbad“** (vorbeugend!). Besonders wirksam ist es in den Müdigkeitsphasen um 11.00 und 15.00 Uhr und eine gute Hilfe gegen den Leistungsabfall in diesen Tageszeiten. Das kalte Armbad kann von jedermann gebraucht werden, immer unter der Voraussetzung, vorher nicht zu frösteln und nachher wieder rasch warm zu werden.

Es ist außerdem zu empfehlen bei **nervösem Herzklopfen** zur Beruhigung und bei großer **Hitzebelastung** z. B. im Sommer, bei Bergwanderungen oder sonstiger Anstrengung. Patienten mit funktionellen Herzbeschwerden fühlen sich wesentlich wohler nach einem kalten Armbad. Winternitz (Professor in Wien) verordnete vor mehr als 100 Jahren kalte Armbäder zur Unterstützung der Digitalistherapie. Heute sind wir auf Grund der modernen Herzdiagnostik und experimentellen Ergebnisse wesentlich kritischer. Bei einer Verwendung von kalten Armbädern bei bestehenden Herzbeschwerden muss unbedingt ärztliche Zustimmung eingeholt werden.

Das kalte Armbad

Indikationen:
Durch die erfrischende Wirkung bei Überforderung, bei längeren Hitzeeinflüssen; in der Serie eher geringere Belastung.

Gegenindikationen:
Erhöhter Blutdruck, chronische Veränderungen der Finger- und Handwurzelgelenke.

Das warme Armbad

Ein warmes temperaturkonstantes Armbad wird sehr selten verordnet, außer bei besonders empfindlichen Patienten, doch selbst da wird man wenigstens abschließend eine kurze kühle Waschung vornehmen. Die Vorbereitungen sind bei allen Armbädern gleich: Waschbecken mit entsprechend temperiertem Wasser füllen. Beim warmen Armbad ab 36 bis 38 Grad C. Da das Bad 5 bis 10 Minuten dauern soll, ist für eine bequeme Sitzgelegenheit vor dem Waschbecken zu sorgen.

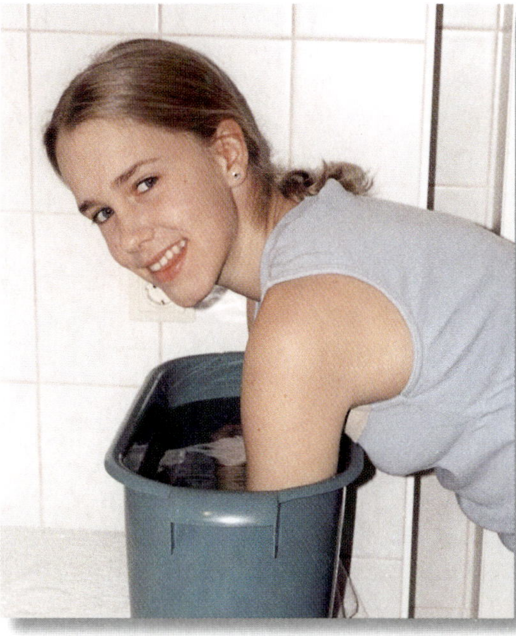

Das warme Armbad hat etwa 38° C.

Als Zusätze kommen Heublumen, Rosmarin, Fichtennadel und dergleichen in Frage (siehe auch unter Badezusätze, Seite 30 ff.).

Das warme Armbad

Indikationen:
Ganz allgemein zur milderen Wärmezufuhr, je nach verwendetem Badezusatz kreislaufanregend, beruhigend, anti-rheumatisch.

Gegenindikationen:
Lediglich akute Entzündungen.

Das Wechselarmbad

Wenn ein Doppelwaschbecken (Doppelabwäsche) vorhanden ist, wird ein Becken mit warmem (36 bis 38 Grad C) und ein Becken mit kaltem Wasser gefüllt. Man setzt sich dazu, verweilt 5 Minuten im warmen Becken, dann 10 bis 20 Sekunden im kalten und wiederholt das Ganze.

Nach kaltem Abschluss die Arme abstreifen, nicht abtrocknen. Etwas Bewegung machen. Anfangs wird zweimal gewechselt und später kann auf 3- bis 4-mal gesteigert werden. Zum milderen Beginn kann die Temperaturstufe kleiner gemacht werden z. B. warm 35 Grad C und kalt 20 Grad C. Immer warm beginnen und kalt aufhören.

Bei schlechter Wiedererwärmung warm abschließen, abtrocknen und ankleiden. Auch hier gut durchatmen (laut zählen!). Die Durchblutung wird im gesamten Oberkörper gut angeregt und durch die Wechselwirkung wird ein besonderer **Trainingseffekt** erzielt.

Das Wechselarmbad wirkt wie alle Teilanwendungen nicht nur lokal, sondern auch auf den gesamten Körper.

Wenn z. B. wegen der **Krampfadern** ein Wechselfußbad nicht gemacht werden darf, kann man auf das Wechselarmbad ausweichen und damit eine allgemeine Durchblutungsförderung auch in den Beinen erreichen. Es wird dabei die so genannte konsensuelle Reaktion ausgenützt. Das heißt, wenn ich einen Körperteil einem thermischen Reiz, in diesem Fall warm und kalt, aussetze, so reagieren auch andere Regionen im gleichen Sinn (konsensuell) mit –

allerdings weniger stark. Sehr zu empfehlen ist das Wechselarmbad bei chronisch **kalten Händen.**

Das Wechselarmbad

Indikationen:
Als kräftiger Reiz bei Serienbehandlungen gut einzubauen, zur Behandlung von fortgeschrittenen Durchblutungsstörungen der Beingefäße, wenn Krampfadern direkte Behandlung verbieten.

Gegenindikationen:
Bei Schwierigkeiten von Herz, Kreislauf, Atemapparat immer Arzt konsultieren.

Fußbäder

Sie sind aus der Palette der häuslichen Anwendungen nicht mehr wegzudenken.

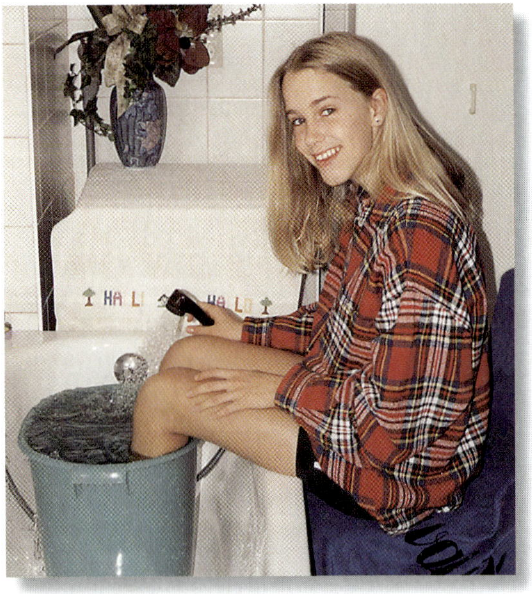

Das ansteigende Fußbad

Eine Fußbadewanne – preisgünstige Fußkneipper (Kneipp-Verlag) sollten angeschafft werden, da gewöhnliche Eimer eine zu kleine Grundfläche haben, um die Beine entspannt hineinzustellen – wird in die Badewanne oder Duschtasse gestellt und mit lauwarmem Wasser (ca. 32 Grad C) gefüllt.

Man setzt sich bequem dazu und gibt beide Beine hinein.

Im Laufe einer viertel Stunde lässt man langsam (pro Minute nur 1 Grad C steigernd) heißes Wasser zulaufen (die Fußbadewanne wird überlaufen, daher stellt man sie in die Badewanne) bis man ca. 40 bis 42 Grad C erreicht hat (nicht mehr!).

Man bleibt noch 5 Minuten im sehr warmen Wasser, danach wird ohne Kaltanwendung gut abgetrocknet und eine halbe Stunde Liegeruhe eingehalten.

Dabei wird wieder die Normaltemperatur erreicht. Ein eventueller Schweißausbruch soll nicht durch zu starkes Zudecken gefördert werden. Nach der halben Stunde Liegezeit ist er sicher vorbei.

Durch die langsame **Überwärmung** der Beine wird der ganze Körper gut durchwärmt, ganz besonders der **Hals-Nasen-Rachen-Raum.** Dadurch wird man mit einer **Erkältung** und deren Folgen leichter fertig.

Ein beginnender katarralischer Infekt ist damit einfach abzufangen. Auch bei bestehenden Infekten wirkt das ansteigende Fußbad erleichternd.

Bei Krampfadern ist diese Anwendung strengstens verboten!

Das ansteigende Fußbad kann auch bei **Bluthochdruck** verwendet werden, da es durch die Erweiterung und damit Entspannung der Gefäße zu einem Absinken des Druckes kommt. Allerdings darf in diesem Fall der Temperaturanstieg nicht höher als 40 Grad C sein.

Günstig beeinflussen lassen sich auch **Durchblutungsstörungen** der Beine, bei denen Wechselanwendungen nicht mehr angebracht sind.

Das ansteigende Fußbad

Indikationen:
Wärmezufuhr bei Unterkühlung und beginnendem katarralischen Infekt, arterielle Durchblutungsstörung der Beine Stadium I, II und z. T. III (nach Fontaine), bei einseitiger Durchblutungsstörung der unteren Extremitäten am gesunden Bein bis Stadium IV, leichte Blutdruckerhöhung zur Unterstützung medikamentöser Behandlung.

Gegenindikationen:
Krampfadern, schwere arterielle Durchblutungsstörungen. Im Zweifelsfall Arzt konsultieren.

Bei einseitigen Durchblutungsstörungen, die „ferngelenkt" behandelt werden müssen, stellt man nur das **gesunde** Bein in das ansteigende **Fußbad.**

Durch die **konsensuelle Hyperämie** (gleichsinnige Mehrdurchblutung von einem Bein zum anderen) wird dabei auch das kranke Bein erfasst, aber milder.

Wie immer sind **entzündliche Prozesse** von temperaturansteigenden Maßnahmen in der Regel ausgeschlossen.

Das kalte Fußbad,

das zu Kneipps Zeiten noch eine große Rolle spielte, ist heute kaum mehr im Gebrauch, da man mit dem **Wassertreten** die gleiche bzw. eine bessere Wirkung erzielen kann (siehe „Wassertreten", Seite 44 ff.).

Das Wechselfußbad

Für das Wechselfußbad braucht man mindestens eine Fußbadewanne oder einen genügend großen Eimer, in dem die Füße ungehindert Platz haben. In die Badewanne oder Duschtasse gestellt, wird dieses Gefäß mit warmem Wasser (37 – 38 Grad C) gefüllt.

Wenn zwei Gefäße vorhanden sind, das zweite mit temperiertem bis kaltem Wasser füllen; ansonsten nach der Warmanwendung kalt abgießen.

Das Wasser soll bis über die Waden reichen. Mit beiden Beinen 5 Minuten darin verweilen, wenn eine zweite Wanne vorhanden ist, 10 Sekunden ins kalte Wasser steigen und das Ganze wiederholen.

Nach kaltem Abschluss werden die Beine nur abgestreift und zwischen den Zehen abgetrocknet!

Anschließend warme Socken anziehen und durch Bewegung wieder erwärmen oder sofort zur Wiedererwärmung ins Bett. Bei schlechter Wiedererwärmung warm abschließen, abtrocknen und ankleiden.

Bei wiederholten Anwendungen kann die Intensität durch Erweiterung der Temperaturdifferenz (von 35 zu 20 Grad C bis 35 zu 10 Grad C) allmählich gesteigert werden. Der anfangs zweimalige Wechsel kann bis 4-mal erhöht werden.

Das Wechselfußbad ist wie alle Wechselanwendungen ein **Gefäßtraining** und darf bei geschädigten Gefäßen (arteriellen Durchblutungsstörungen, Krampfadern) nicht angewendet werden.

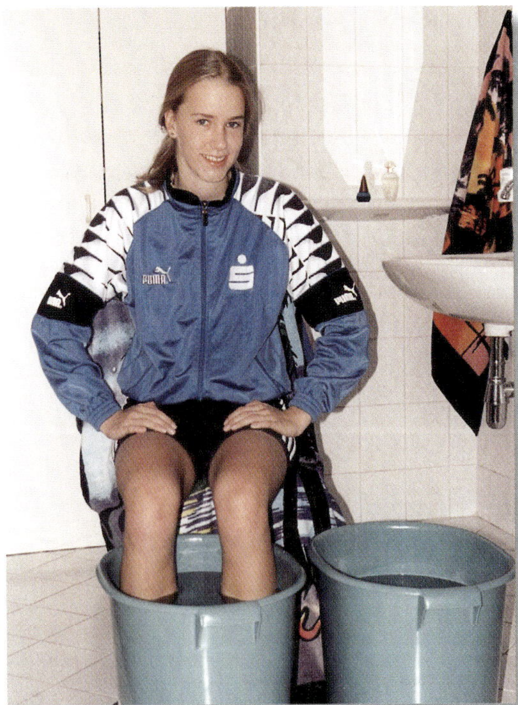

Durch die erzielbare starke Durchblutung der Beine lässt es sich sehr gut schon in der warmen Jahreszeit vorbeugend gegen den winterlichen „Kaltfuß“ anwenden.

Das Abtrocknen zwischen den Zehen soll einem Pilzbefall vorbeugen, da sich Pilzsporen im feuchten Klima (ca. 26 – 28 Grad C) am besten entwickeln.

Das Wechselfußbad

Indikationen:
Wertvoller Bestandteil serieller Behandlung, kräftiges Gefäßtraining für die Arterien der Beine, beginnende arterielle Durchblutungsstörung, beginnender katarralischer Infekt.

Gegenindikationen:
Deutliche arterielle Durchblutungsstörung der Beine (Raucherbein oder Schaufensterkrankheit), schlecht reagierende Gefäße der Beine. Bei Herz-Kreislauf-Schäden Arzt konsultieren.

Sitzbäder

Sie dienen in erster Linie dazu, die Beckengegend besser zu durchbluten. Die Besonderheit bei diesen Bädern ist, dass die Beine nicht im Wasser sind! Man benötigt dazu eine Sitzbadewanne oder ein anderes Gefäß, das in der Größe dem gesamten Becken von Mitte Oberschenkel bis zum Rippenbogen Platz bietet. Bei warmen und ansteigenden Sitzbädern muss der Patient gut eingepackt werden. Sitzbäder wurden zu Kneipps Zeiten sehr häufig verwendet und werden heute offenbar mangels geeigneter Behälter viel zu wenig eingesetzt.

Das ansteigende Sitzbad

Eine Sitzbadewanne oder ein anderes geeignetes Gefäß wird mit warmem Wasser gefüllt (ca. 35 – 37 Grad C). Der Patient setzt sich hinein, wobei Oberkörper, Arme und Beine nicht im Wasser sind. Langsam lässt man warmes Wasser zulaufen, bis eine Temperatur von 40 Grad C erreicht ist. Der Patient muss bei dieser Anwendung gut zugedeckt sein, denn er soll dabei zum Schwitzen kommen. Nach 10 bis 15 Minuten steht der Patient langsam auf (dabei muss ihm eventuell Hilfe geleistet werden) und legt sich nach gutem Abtrocknen und ohne Kaltanwendung mindestens eine halbe Stunde ins Bett. Danach kann man eine kühle Oberkörperwaschung vornehmen. Nach Abklärung der Ursachen kann das ansteigende Sitzbad im gynäkologischen Bereich mit gutem Erfolg angewandt werden.

Bei Krampfbeschwerden während der Menses bringt es vor Beginn der Regelblutung meist große Erleichterung. Auch im männlichen Genitalbereich gibt es Situationen, die mit einem ansteigenden Sitzbad gut beeinflusst werden können. Durch das ansteigende Sitzbad wird eine kräftige lokale Durchblutung aller Unterleibsorgane bewirkt.

Es eignet sich auch sehr gut bei **Nieren- und Blasenbeschwerden.** Alles wird gelockert und der Harnabgang (in das Wasser) gefördert. Es kann dabei auch ein kleinerer Stein oder etwas Grieß abgehen! Für Herzpatienten ist bei dieser Anwendung höchste Vorsicht geboten. Ein ansteigendes Sitzbad soll in jedem Fall nur nach ärztlicher Verordnung durchgeführt werden!

Das ansteigende Sitzbad

Indikationen:
Menstruationsstörungen (wöchentlich 1- bis 2-mal anwenden), Menstruationsbeschwerden (vor der Menses), chronische Entzündungen der Gebärmutter und/oder Anhangsgebilde, chronische Entzündungen der Prostata.

Gegenindikationen:
Akute Entzündungen im Bereich des kleinen Beckens, Venenbeschwerden, Herz- und Kreislaufschwierigkeiten. Ärztliche Konsultation ist meist zweckmäßig.

Das kalte Sitzbad

Wie alle übrigen kalten Anwendungen sollte man das kalte Sitzbad nur dann nehmen, wenn man gut vorgewärmt ist. Man füllt eine Sitzbadewanne oder ein anderes geeignetes Gefäß mit kaltem Wasser und verweilt 10 bis 20 Sekunden darin, wobei Oberkörper und Beine nicht im Wasser sein dürfen. Danach Wassertropfen abstreifen und eine halbe Stunde Bettruhe einhalten oder sofort anziehen und Bewegung machen. Als Abhärtung ist es geeignet.

Dabei ist es günstig, sich das Bad am Abend vorzubereiten, um am Morgen die Bettwärme auszunützen und das kalte Sitzbad vom Bett aus zu machen. Gleich wieder ins Bett zurück und eine halbe Stunde nachruhen! Durch den kurzen, aber intensiven kalten Reiz auf den gesamten Unterleib wird eine starke reaktive Durchblutung erreicht, die alle Unterleibsorgane erfasst. Nieren- und Blasenkranke sollten auf keinen Fall ein kaltes Sitzbad nehmen, da das Risiko einer Unterkühlung zu groß ist.

Zu Pfarrer Kneipps Zeiten (er empfahl es sehr nachdrücklich für Unterleib, gegen Erkältungen und Schlafstörungen) wurde es relativ viel eingesetzt. Seine Zeitgenossen waren scheinbar gegen Kälteeinwirkungen weniger empfindlich als der Mensch am Beginn des 3. Jahrtausends. Heute wird es eher durch Güsse und Wassertreten ersetzt.

Das warme Sitzbad

Die Vorbereitung erfolgt wie beim ansteigenden Sitzbad. Da das warme Sitzbad oft bei **leichten entzündlichen Prozessen** im Beckenbereich (Ausschläge, und dergleichen) verordnet wird, sollte es nie zu warm genommen werden. Die Temperatur von 36 Grad C wird gerade richtig sein.

Als Zusätze sind besonders Heublumen, Schachtelhalm, Kamille, Käsepappel und Eichenrinde empfehlenswert. Die letzteren können vor allem bei der Behandlung von **Hämorrhoiden** erfolgreich eingesetzt werden. So lange sie entzunden sind, sollte man 10 Minuten ein lauwarmes Sitzbad nehmen (34 – 36 Grad C) und anschließend einen kurzen kalten Schenkelguss vornehmen oder sich auf ein nasses Tuch setzen. Dazu wird ein Handtuch mehrfach zusammengelegt, in kaltes Wasser getaucht und leicht ausgedrückt. Man setzt sich 10 bis 20 Sekunden darauf. Anschließend wird eine halbe Stunde Bettruhe eingehalten. Voraussetzung dafür ist die Abklärung durch den Arzt, dass es sich wirklich um Hämorrhoiden handelt und nicht eine andere Erkrankung des Enddarmes (Tumorbildung u. a.) vorliegt. Warme Sitzbäder eignen sich, ebenso wie die ansteigenden Sitzbäder, besonders gut einige Tage vor der Menses bei krampfartigen Schmerzen. In diesem Fall kommt keine Kaltanwendung nach. Man bleibt 10 bis 15 Minuten im warmen Wasser, das mit Heublumen, Schafgarbe oder Kalmus versetzt ist, trocknet gut ab und legt sich auf alle Fälle mindestens eine halbe Stunde ins vorgewärmte Bett. Auch Sebastian Kneipp hat bereits oft erfolgreich mit warmen Sitzbädern gearbeitet. Dies zeigt wieder einmal, dass Kneippen nicht kaltes Wasser allein ist!

Das warme Sitzbad

Indikationen:
Milder als das ansteigende Sitzbad – gegen chronisch entzündliche Erkrankungen im kleinen Becken bei Mann und Frau, Menstruationsstörungen, Menstruationsschmerzen, Hämorrhoiden.

Gegenindikationen:
Akute Entzündungen im Bereich des kleinen Beckens, Venenbeschwerden, Herz- und Kreislaufschwierigkeiten. Ärztliche Konsultation ist meist zweckmäßig.

Das Wechselsitzbad

Da man für das Wechselsitzbad 2 Sitzbadewannen benötigt, ist es meist dem Kurhaus vorbehalten. Sollte es in der häuslichen Gesundheitsvorsorge doch nötig sein, müsste man sich damit behelfen, dass man nach einem warmen Sitzbad eine kalte Waschung (der betroffenen Stellen) oder einen, wie bereits erwähnt, kalten Schenkelguss vornimmt und sich dann wieder in das warme Bad setzt. Zum Abschluss nochmals eine kurze kalte Anwendung oder Abgießung und eine halbe Stunde Bettruhe.

Eine Anwendung, die viele Umstände macht und durch leichter praktizierbare Maßnahmen ersetzt werden kann. Es gibt keine speziellen Indikationen dafür.

Halbbäder

Ein Halbbad wird in der normalen Badewanne gemacht. Dabei sind zum Unterschied vom Sitzbad auch die Beine im Wasser, nicht aber die Arme und der Oberkörper. Der Patient sitzt in der Wanne und legt die Arme auf den Wannenrand.

Das kalte Halbbad

Man lässt die Badewanne mit kaltem Wasser halbvoll laufen (das Wasser soll beim sitzenden Patienten bis unter den Rippenbogen reichen). Gut erwärmt (am besten aus dem warmen Bett) setzt man sich für 5 bis 10 Sekunden mit ausgestreckten Beinen in das kalte Wasser.

Dabei muss sehr auf gutes Durchatmen geachtet werden (laut zählen!). Nach dem Bad die Wassertropfen abstreifen und zur Nacherwärmung entweder anziehen und Bewegung machen oder nochmals für eine halbe Stunde ins warme Bett. Durch den kurzen kalten Temperaturreiz wird der gesamte Unterkörper stark reaktiv durchblutet.

Man darf diese Anwendung, wie alle Kaltanwendungen, nur mit gut erwärmtem Körper durchführen. Der kalte Reiz ist für Menschen, die chronisch an wiederkehrenden Nieren-, Blasen- oder sonstigen Unterleibsbeschwerden leiden, nicht geeignet. Zur Abhärtung beim Gesunden ist es ein gutes Mittel. Ansonsten gilt das schon beim kalten Sitzbad Gesagte.

Es ist ein sehr intensiver Reiz, der nur für gut Trainierte geeignet ist und üblicherweise durch mildere Anwendungen ersetzt werden kann.

Das warme Halbbad

Die Temperatur eines warmen Halbbades soll bei 36 bis 37 Grad C liegen. Der Badende sitzt in der halb gefüllten Badewanne. Das Wasser

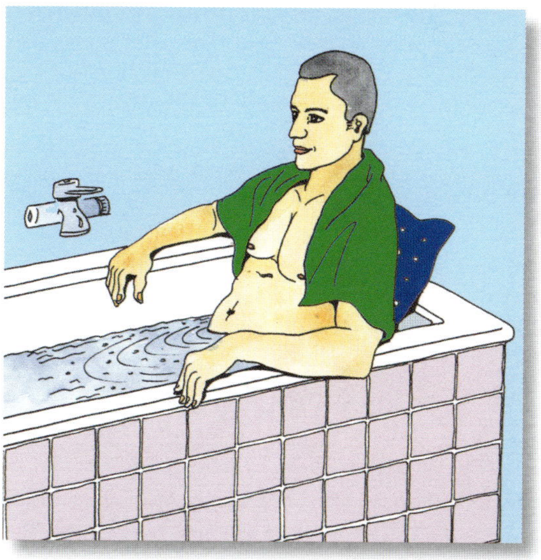

soll bis zum Nabel gehen, der Oberkörper und die Arme bleiben trocken. Es ist anzuraten, ein dickes Handtuch über die Schultern zu legen, damit der Oberkörper nicht auskühlt.

Zusätze verwendet man wie bei einem Voll- oder 3/4-Bad. Die Badedauer beträgt je nach Verträglichkeit 10 bis 20 Minuten.

Abschließend folgt bei beabsichtigter Anregung eine kühle Beinwaschung oder ein kühler Schenkelguss.

Dann muss eine Stunde Bettruhe eingehalten werden.

Je nach Zusatz wirkt es neben der allgemeinen Entspannung durch die Wärme beruhigend, anregend oder krampflösend und schmerzlindernd bei Erkrankungen des rheumatischen Formenkreises.

Durch eine Fußstütze soll bei älteren oder behinderten Menschen vermieden werden, dass der Patient haltlos im Wasser herumschwimmt.

Da der Wasserdruck im Halbbad nur die untere Körperhälfte trifft und der Brustkorb für die Atmung frei bleibt, ist die Herzbelastung wesentlich geringer als beim Vollbad.

Es ist vielmehr eine Möglichkeit, um Patienten mit geschädigtem Herz-Kreislauf-System und Atembehinderten die Vorzüge eines Kräuterbades angedeihen zu lassen.

Das warme Halbbad

Indikationen:
Wärmezufuhr bei längerer Unterkühlung mit Absinken der Körperkerntemperatur. Wärmezufuhr, um den Körper zu überwärmen, zur Verbesserung bei Infekten. Übrige Heilanzeigen nach verwendeten Badezusätzen.

Gegenindikationen:
Stärkere Krampfadern, besonders bei durchgemachten Thrombosen, instabile Angina pectoris, hoher Blutdruck, akute Entzündungen am Bewegungsapparat. Bei Herz- und Kreislaufbeschwerden und Atembehinderungen muss der Arzt entscheiden.

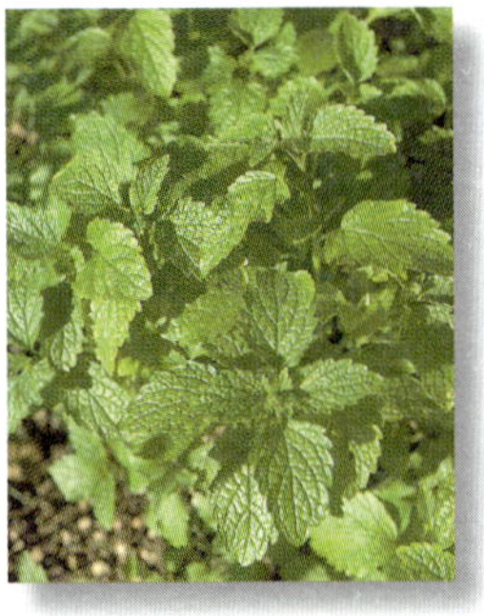

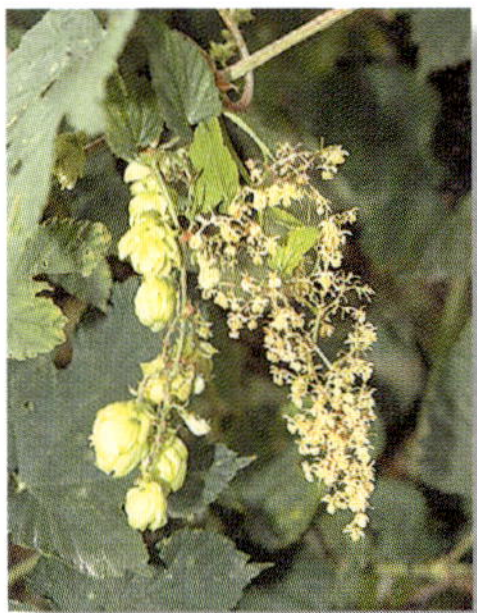

Melisse und Hopfen wirken beruhigend!

Das Wechselhalbbad

Es kann eigentlich nur im Kurhaus durchgeführt werden, da zwei Badewannen dazu benötigt werden.

In der Art der Durchführung ist es wie das Wechselfußbad oder das Wechselsitzbad. Anschließend muss aber auf alle Fälle eine Stunde Bettruhe eingehalten werden.

Durch den Wechsel von warm und kalt wird wieder ein Trainingseffekt erzielt, der wie alle Anwendungen dieser Art eine sehr gute Kreislaufanregung und damit Abhärtung bewirkt.

Es spielt in der Praxis keine wesentliche Rolle und kann anderweitig ersetzt werden.

Das Vollbad bzw. Dreiviertelbad

Wirkliche Vollbäder mit dem Wasser bis zum Hals sollte man höchstens bei ganz gesunden Menschen durchführen, die in keiner Weise kreislaufgefährdet sind. Wir empfehlen Dreiviertelbäder, die sich in der Wirkung den Vollbädern nahezu gleich erwiesen haben, aber viel schonender sind. Bei einem Dreiviertelbad liegt der Patient ausgestreckt in der Badewanne, so dass wohl die Beine und Arme und der ganze Rücken im Wasser sind, aber nicht die Brust. Der allgemeine Wasserdruck ist dadurch geringer und das Bad somit erträglicher. Man kann eventuell mit einem Handtuch immer wieder warmes Wasser darüber ziehen. Dem Wasser werden Kräuter oder andere Zusätze je nach erwünschter Wirkung beigegeben (siehe Badezusätze, Seite 30 ff.). Die Temperatur des Dreiviertelbades soll 37 Grad C nicht überschreiten.

Gemessen wird mit einem Badethermometer, nicht mit der Hand!

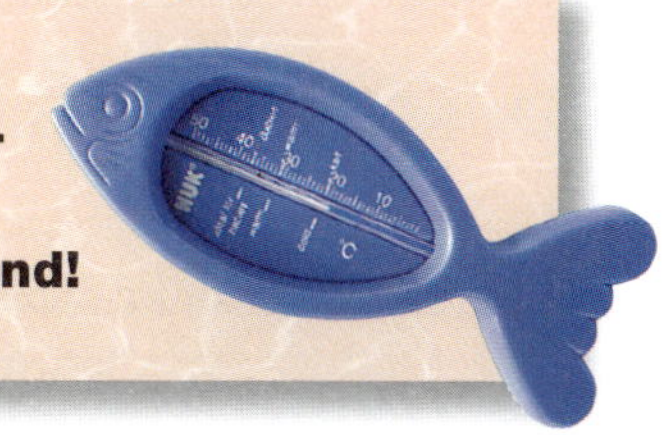

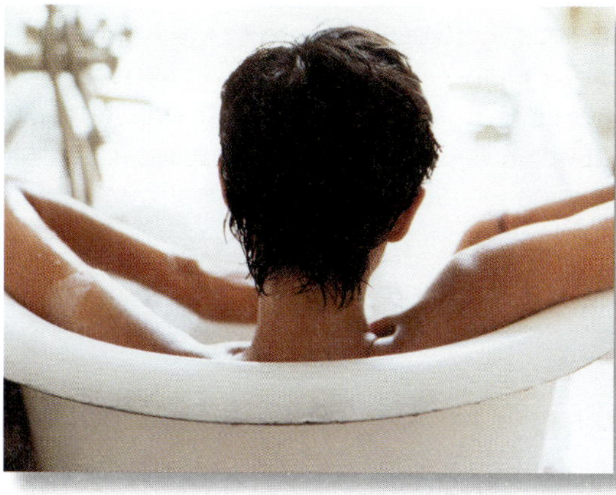

Man beginnt mit 36 Grad C oder auch etwas kühler und dadurch entsteht bereits ein Wärmegefühl. Nach einigen Minuten hat sich die Haut angeglichen, man kann gerne etwas warmes Wasser dazugießen, soll aber 37 Grad C nicht überschreiten. Die Dauer des Bades beträgt 10 bis 20 Minuten. Nach jedem anregenden Kräuterbad wird hinterher kühl abgegossen oder abgewaschen. Anschließend eine Stunde Bettruhe. Durch den Druck des Wassers, der von allen Seiten auf den Körper einwirkt, wird auf die oberflächlichen Gefäße ein Druck ausgeübt, der sich bei erweiterten Venen positiv auswirken kann und die Gefahren der Wärme ausgleicht. Für den sonstigen Kreislauf kann es sehr belastend sein und deshalb Vorsicht bei gefäßgeschädigten Personen!

Auch das Nachlassen des Druckes beim Aussteigen aus dem Bad kann zu Unregelmäßigkeiten im Kreislauf führen, daher langsam aufsetzen, das Wasser bereits auslassen und dann gegebenenfalls eine Abkühlung folgen lassen. Je nach Zusätzen wird die Wirkung des Bades in die gewünschte Richtung verstärkt.

Eine nicht unwesentliche Rolle spielt die Tageszeit, in der ein größeres Bad durchgeführt wird. Da die Körpertemperatur dem einleitend erwähnten Tag-Nacht-Rhythmus unterworfen ist, muss auch diesen Temperaturschwankungen Rechnung getragen werden.

Immer bedenken:

Die Aufwärmphase liegt in der ersten Tageshälfte, während im Laufe des Nachmittags gegen Abend die Temperatur wieder absinkt. Diesem natürlichen Rhythmus soll nicht entgegengearbeitet werden.

Es ist daher zweckmäßig, ein warmes anregendes Bad nach Tunlichkeit in den Vormittagsstunden zu nehmen und nicht am Abend, da es dadurch zu Einschlafstörungen kommen kann. Es sei denn, dass aus ganz spezifischen therapeutischen Gründen eine Aufwärmung am Abend erfolgen soll. Dies ist aber Sache des behandelnden Arztes.

Bezüglich der Zusätze und ihrer Wirkung lesen Sie bitte unter „Badezusätze und ihre Wirkungen“ (Seite 30 ff.) nach. Allgemein wäre noch Folgendes zu sagen: Verwenden Sie am besten fertige medizinische Badezusätze, die Sie in Apotheken, Drogerien oder Reformhäusern bekommen.

Das Selbst-Zubereiten von Kräutern oder Nadeln ist nicht vorteilhaft. Es ist umständlich und die tatsächliche Menge der Wirkstoffe ist schwer kontrollierbar.

Anders verhält es sich mit den kontrollierten Fertigprodukten.

Bitte beachten Sie genau die Anweisungen auf den Packungen! Zusätze zu medizinischen Bädern dürfen nie mit Reinigungsmitteln wie Seife, Reinigungslotions und dergleichen vermischt werden, da ihre Wirkung dadurch vernichtet würde.

Ein Bad mit einem medizinischen Zusatz ist kein Reinigungsbad!

Badezusätze wirken durch die Aufnahme der frei werdenden ätherischen Öle auf dem Atemweg und durch die Haut.

Zu beachten ist, dass bei einigen Zusätzen die kühle Abwaschung oder der Abguss wegfallen, wenn der Fortbestand des Films an ätherischen Ölen und die Wirkung der Wärmezufuhr erhalten bleiben sollen.

Das Voll- bzw. Dreiviertelbad

Indikationen:
In Abhängigkeit von den nachfolgend geschilderten Badezusätzen, da die Halb- bis Vollbäder zu thermischen Zwecken weniger eingesetzt werden.

Gegenindikationen:
Instabile Angina pectoris, Stauungszeichen, Atembehinderungen, Venenentzündungen, wenn noch nicht voll abgeheilt. Nach Tunlichkeit mit dem Arzt sprechen.

Das Überwärmungsbad

Überwärmungsbäder können als ansteigende Fuß- und Armbäder oder auch als ansteigendes Sitzbad für den häuslichen Gebrauch verabreicht werden. Ganze Überwärmungsbäder sind wegen ihrer kreislaufbelastenden Wirkung für den Hausgebrauch nicht geeignet.

Überwärmungsvollbäder werden in manchen Rheumakliniken mit gutem Erfolg durchgeführt, bedürfen aber einer ganz besonderen Sorgfalt und sind von vielen Begleitmaßnahmen flankiert, die man zu Hause nicht durchführen kann. Das so genannte Schlenzbad, das vielen dem Namen nach bekannt sein wird, soll hier noch beschrieben werden, um die Wirkungen darzustellen und zu zeigen, dass die Durchführung nicht so einfach ist, wie man sie sich vorstellt.

Neuere Untersuchungen lassen darauf schließen, dass durch die Überwärmung mit einer deutlichen Steigerung der Körperkerntemperatur, die Vermehrung der Viren in den Zellen behindert wird.

Eine Bestätigung für die Erfahrungen Sebastian Kneipps und von Frau Schlenz. Heute bevorzugen wir den wärmestauenden Wickel (siehe Seite 51 f.).

Das Schlenz-Bad

Dieses Kapitel soll weniger als Empfehlung, sondern eher als Mahnung zu äußerster Vorsicht dienen.

Wir möchten aber betonen, dass Frau Maria Schlenz nicht nur mit dem heißen Vollbad, von dem noch die Rede sein wird, gearbeitet hat, sondern auch nach Kneipp'scher Methode mit heißen Teilbädern und vor allem auch mit heißen Wickeln und Auflagen.

Frau Schlenz hat nach eigener Aussage viel von Pfarrer Kneipp gelernt, aber auf die gefäßtrainierende Wirkung des kalten Wassers verzichtet. Sie hat nach ihren Erfahrungen mit Überwärmungsbädern sehr gute Erfolge erzielt, weist aber immer wieder darauf hin, dass so ein Bad ganz genau gemacht werden muss, um keinen Schaden anzurichten. Auch ist es mit einem Mal nicht getan; es gehören Geduld und Ausdauer dazu.

Diese stärkste und auch erheblich belastende Anwendung, die Frau Schlenz neben vielen anderen durchführte, wurde durch ihre Besonderheit am bekanntesten. Es ist dabei vorgesehen, den gesamten Körper, also auch den Kopf, in das warme Wasser zu legen und der starken Überwärmung auszusetzen. Es schaut nur das Gesicht mit Mund und Nase heraus. Frau Schlenz ging dabei von der zweifellos richtigen Anschauung aus, dass bei einer schweren Erkrankung der noch reaktionsfähige Körper seine Temperatur erhöht, der Patient also Fieber bekommt. Durch heiße Anwendungen versuchte sie, künstliches Fieber zu erzeugen. Sie stützte sich dabei auf die alte Erfahrung, dass Wärme in vielen Krankheitsfällen Linderung und Erleichterung bringen kann.

Da aber ein solches Überwärmungsbad mit bis zu 40 und mehr Graden eine große Kreislaufbelastung darstellt, möchte ich dringend abraten, ohne vorhergehende Untersuchung (ob der Patient geeignet ist) ein solches Bad zu Hause durchzuführen.

Im häuslichen Bereich sind auch kaum die geeigneten Vorsichts- und Hilfsmaßnahmen bereit (Hebevorrichtung, evtl. erste Hilfe bei einem

Kreislaufkollaps und dergleichen mehr). Es gibt Sanatorien und Kuranstalten, die im gegebenen Fall solche Überwärmungsbäder fachgerecht durchführen und auch gute Erfolge nachweisen können.

Aber die Schlenz-Kur begnügte sich, wie schon erwähnt, nicht nur mit den heißen Anwendungen, sondern es wurden auch die übrigen naturgemäßen Behandlungsweisen, wie sie in den fünf Säulen der Kneipptherapie verankert sind, angewandt, seien das Kräuter, Bewegung, gesunde Ernährung und die Regelmäßigkeit der Behandlungen, also die Ordnungstherapie. Das Extrem der Schlenz-Kur ist verzichtbar!

Wie bei allen Kuren ist ein Erfolg nicht von heute auf morgen zu verzeichnen, sondern es bedarf einer regelmäßigen längeren Behandlungszeit. Dies wurde immer wieder von der Urheberin dieser Methode betont.

Das Bürstenbad

ist eine Anwendung, die von Kneipp abgelehnt wurde, heute aber nach genauer Prüfung doch in die Therapie einbezogen und vielfach angewandt wird, um die periphere Durchblutung anzuregen. Es wird mit oder ohne Zusatz gegeben. Die Temperatur ist etwas geringer als bei einem Kräuterbad, da durch die Hautbürstung ein stärkeres Wärmegefühl entsteht.

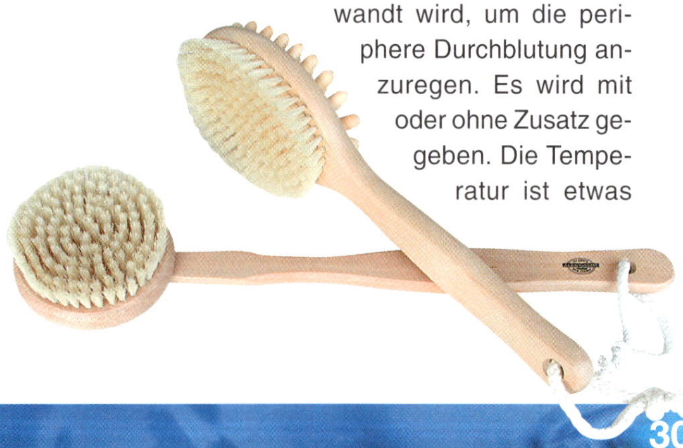

Der im Wasser sitzende oder liegende Patient wird von den Extremitäten aus herzwärts mit einer mittelstarken Borstenbürste ca. 5 bis 10 Minuten lang gebürstet, dann bleibt er noch einige Minuten im Wasser, das etwas abgekühlt wird, liegen und soll nachher eine Bettruhe von einer Stunde einhalten.

In der gleichen Weise werden auch Teilbäder mit Hautbürstungen durchgeführt.

Das Bürstenbad

Indikationen:
Gleich wie bei den warmen Teil- und Vollbädern. Wirkungsverstärkung und vermehrte Aufnahme der im Wasser gelösten oder aufgeschwemmten Stoffe. Die Badezusätze ergeben die Indikationspalette.

Gegenindikationen:
Entsprechend den warmen Bädern.

Badezusätze und ihre Wirkungen

Die Badezusätze haben in den letzten Jahrzehnten eine völlig neue Bewertung erfahren. Dies vor allem durch den experimentellen Nachweis, dass die Haut nicht nur ein Ausscheidungsorgan, sondern auch ein großflächiges Aufnahmeorgan ist. Im Wasser gelöste Stoffe können durch die Körperoberfläche hindurchtreten.

Die Zusätze zu allen warmen Bädern (bei kalten haben sie wegen der kurzen Dauer keine Wirkung und die Aufnahme wird durch die Gefäßwirkung blockiert) können verschiedener Art sein.

Wir haben es in erster Linie mit Kräuterextrakten oder Kräuterölen zu tun. Auch mineralische Zusätze sind bei manchen Indikationen angebracht. Wie schon erwähnt, dürfen Badezusätze, egal welcher Art, nicht mit Reinigungsmitteln vermischt werden, sonst verlieren sie ihre Wirkung. Nach ihrer Wirkung werden die Zusätze in beruhigend, anregend, krampflösend, hautfreundlich und als Hilfe bei Erkrankungen, die dem rheumatischen Formenkreis zuzuzählen sind, eingeteilt. – Ob man nun lieber Extrakte oder Badeöle verwendet, bleibt dem Einzelnen überlassen. Wobei in jedem Fall nur solche Zusätze zu verwenden sind, die als medizinische Badezusätze deklariert und dementsprechend auch geprüft sind.

Die Zusätze selbst herzustellen, ist in den meisten Fällen nicht zu empfehlen, da beim Auskochen viel verloren geht. Nur einige lassen sich gut zu Hause herstellen. Dazu zählen z. B. die Abkochung von Eichenrinde (allerdings muss man dazu ein eigenes Gefäß haben, da sie sehr intensiv färbt) und das Überbrühen von Weizenkleie.

Beruhigende Zusätze:

Baldrian, Hopfen, Melisse, Lavendel und Kamille. Bei allen diesen Zusätzen, die ja auch schlaffördernd wirken sollen, kann das Bad am Abend genommen werden, aber unter der Voraussetzung, dass die Wassertemperatur nicht über 36 Grad C liegt. Zwischen 34 und 36 Grad C liegt die günstigste Temperatur für ein solches Bad, das den Körper nicht auskühlen lässt, aber auch nicht aufheizt (siehe Bäder allgemein).

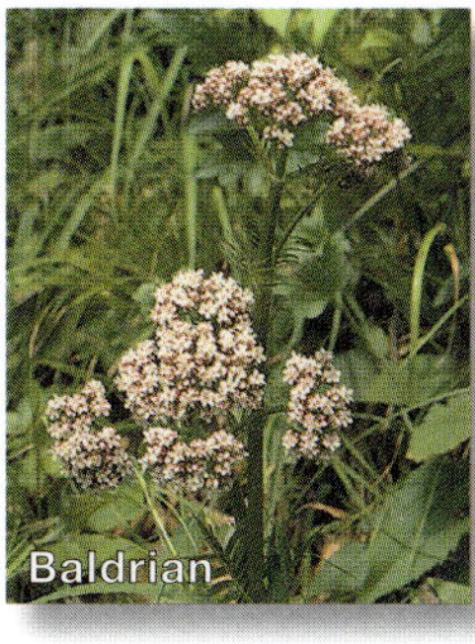
Baldrian

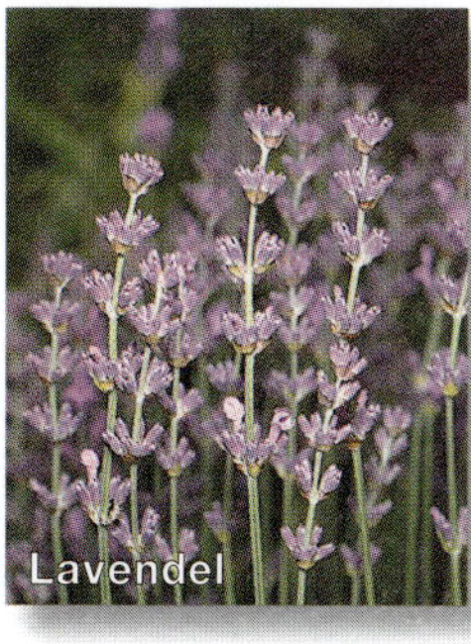
Lavendel

Pfarrer Kneipp sagte über den Baldrian: „Dass im Baldrian etwas Besonderes stecken muss, darüber belehren uns die Katzen, die er so betäubt, dass sie sich in ihm wälzen."

Anregende Zusätze

Rosmarin, Fichtennadel und Heublumen sind die Zusätze, die sich am günstigsten zur Anregung des Kreislaufes anbieten. Etwas stärker in der Wirkung, besonders auf die Atemorgane bei Erkältungen, sind Eukalyptus und Latschenkiefer durch den vermehrten Gehalt an ätherischen Ölen.

Heublumen können in die Reihe der anregenden, aber auch der beruhigenden Bäder genommen werden und auch der rheumatische Formenkreis wird durch den Zusatz dieser vielfältigen Mischung gut beeinflusst. Heublumen sind eine Mischung von Blütenblättern und

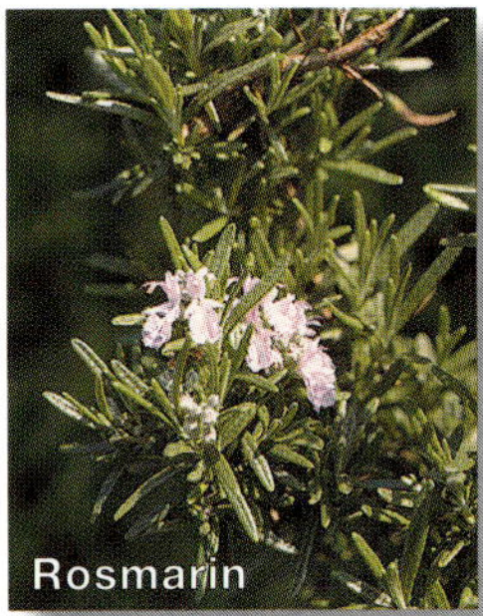

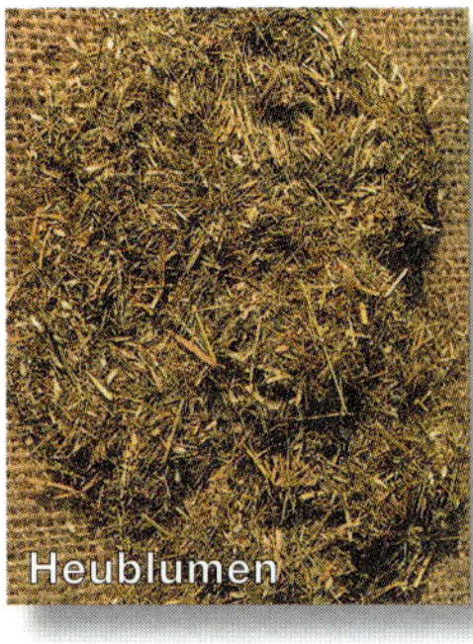

Pfarrer Kneipp sagte über den Rosmarin: „Eine Schande wäre es, wenn dem Sammler für die Hausapotheke dieses würzige Kraut entginge.“

kleineren Blättern verschiedenster Kräuter, die auf Wiesen und am Almboden wachsen. Naturgemäß ist die Verwendung überall günstig, es sei denn, dass jemand dagegen allergisch ist.

Ganz besonders gut wirkt ein Heublumenbad nach sportlicher Betätigung, wenn ein Muskelkater droht.

Zusätze bei chronischen Rheumabeschwerden

Wie bereits erwähnt, sind da Heublumen auf alle Fälle angezeigt, aber auch Moorbäder verschiedener Art erfüllen gute Dienste.

Für den häuslichen Gebrauch kommen als Bad nur **Schwebstoffzusätze** in Frage. Für Moorbreibäder bedarf es einer eigenen Anlage, die nur in Kurhäusern möglich ist.

Wohl aber lassen sich Teilbäder mit **Moorbrei** zu Hause durchführen, z. B. in einer Fuß- oder Armbadewanne. Außerdem kann mit Moor im Bereich der Auflagen auch zu Hause viel Gutes getan werden (siehe Auflagen, Seite 60 ff.).

Moorschwebstoffbäder sollten mit einer Temperatur von 36 bis 37 Grad C gegeben werden. Während die Moorbeigaben auf pflanzlicher Grundsubstanz beruhen, ist der gelegentlich verwendete Zusatz von Schwefel rein mineralisch und wird mit schmerzlindernder Wirkung bei rheumatischen Leiden und auch bei Hautbeschwerden (schuppige, juckende Ekzeme) verwendet. Auch diese Zusätze sind gebrauchsfertig erhältlich.

Solebäder werden hauptsächlich in Kurorten verabreicht, die über eine natürliche Sole verfügen. Im Hausgebrauch lassen sich durch Beigabe von Kochsalz, das eigens für Badezwecke im Handel ist, nicht sehr durchschlagend erfolgreiche Solebäder machen. Sie dienen der

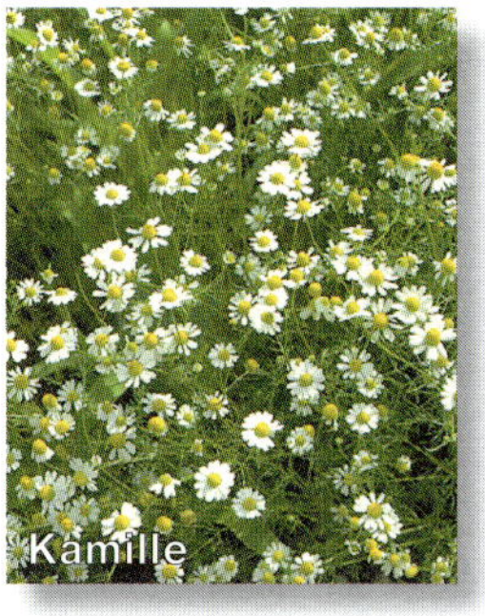

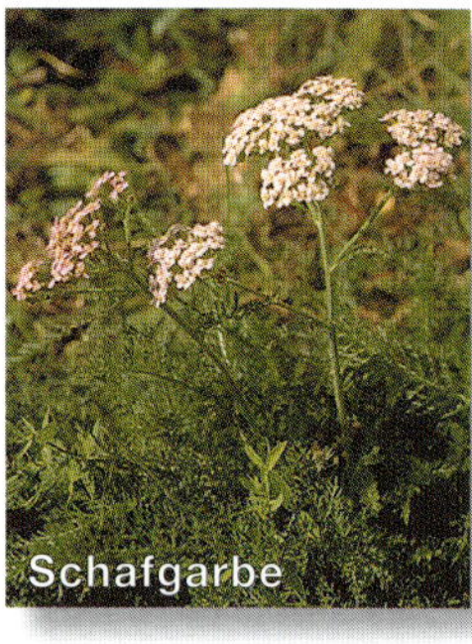

Pfarrer Kneipp sagte über die Kamille: „Die Kamillensäckchen, die trefflichen Wärmer bei verschiedenen Zuständen, sind in jedem Haus so liebe Bekannte, dass es überflüssig erscheint, darüber ein Weiteres zu sagen.“

besseren Hautdurchblutung und allgemeinen Kräftigung. Sowohl bei Schwefel- als auch bei Solebädern darf nach dem Bad nicht abgegossen werden. Der auf der Haut liegende Film soll erhalten bleiben und während der folgenden Bettruhe weiter einwirken.

Lokal entzündungshemmende Zusätze

Hier liegen allen voran Kamille und Käsepappel sowie Weizenkleie und Molke. Bei Kamille ist zu beachten, dass bei häufigem Gebrauch die Haut austrocknet und daher unbedingt öfter eingecremt werden muss.

Auch Eichenrinde wirkt durch ihre zusammenziehende Wirkung entzündungshemmend. Frauenmantel und Schafgarbe sind ebenfalls hilfreiche Zusätze bei entzündlichen Prozessen, besonders in der Frauenheilkunde.

Dass Milch sich günstig auf die Haut auswirkt, war schon den Schönheiten des Altertums bekannt, die ja, wie berichtet, in Eselsmilch gebadet haben. Topfen und Molke werden vorzugsweise zu kalten Auflagen verwendet, die Wärme entziehen sollen (siehe Auflagen, Seite 60 ff.).

Bei den entzündungshemmenden Zusätzen kann meist die kühle Abgießung entfallen, um einen Film auf der Haut weiterwirken zu lassen.

Kohlensäurezusätze

Sie werden erstrangig in Kurorten mit natürlichem Kohlensäurevorkommen verabreicht. Man kann aber auch durch das Auflösen zweier chemischer Substanzen im Badewasser Kohlensäure erzeugen und somit solche Bäder im häuslichen Bereich durchführen. Die Anweisung auf der Packung ist genau zu befolgen.

Da das Wärmeempfinden größer ist, ist die Temperatur eines Kohlensäurebades einige Grade kühler, also 34 bis 35 Grad C.

Sie dienen zur besseren Hautdurchblutung und führen zu einer vertieften Atmung. Beim Kohlensäurebad ist besonders darauf zu achten, dass der Badende den Kopf über dem Wannenrand hält, damit er nicht das an der Oberfläche des Wassers angesammelte Gas einatmet. Auch hier ist ein Abguss nicht vorgesehen, jedoch muss auf alle Fälle die Bettruhe eingehalten werden.

Die Kneipp-Güsse

Die Kneipp-Güsse sind Anwendungsformen, die allein auf Sebastian Kneipp und seine Erfahrungen zurückzuführen sind. Ihre Wirkungen sind heute wissenschaftlich untermauert.

Wie alle anderen Wasseranwendungen können Güsse sowohl warm als auch kalt, im Wechsel und eher selten auch nur heiß verabreicht werden.

Bei allen **kalten Güssen** gilt selbstverständlich die Grundregel „Kalte Anwendungen nur auf einen warmen Körper“. Sie geben einen einmaligen kalten Reiz mit der Folge eines verstärkten reaktiven Blutflusses. Die Gefäße der behandelten Region müssen ausreichend reagieren können.

Warme Güsse kommen selten vor, weil Wärme eher mit Bädern ausreichend zugeführt werden kann.

Sie lockern und entspannen das Gewebe, aber auch passiv die Gefäße, was durch die Hautrötung deutlich wird.

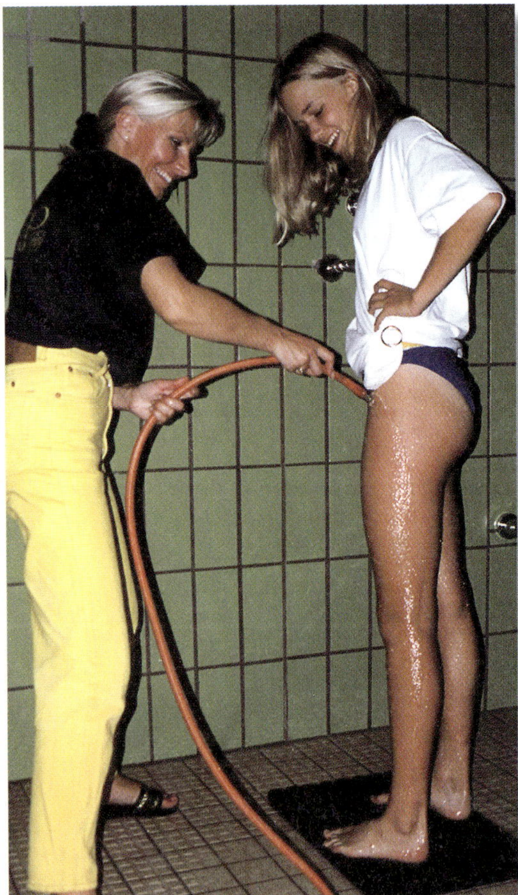

Eine Ausnahme bildet der **warme Wirbelsäulenguss**, der in Form und Ausführung noch genau beschrieben wird.

Wechselgüsse dienen einem intensiven Gefäßtraining. Bei Wechselgüssen erfolgt ein mehrmaliger, gegensinniger Reiz (warm – kalt).

Sie sind daher ein stärkeres Training und beanspruchen die Reaktionsfähigkeit in größerem Maße.

Die Gefäße (Arterien) dürfen nicht verkalkt oder starr sein.

Heiße Güsse werden zur Behandlung chronisch-rheumatischer Erkrankungen verwendet. Sie wirken ähnlich wie kurze kalte Güsse.

Der Kneipp-Guss ist ein fast druckloser, gebundener Wasserstrahl, der die begossenen Regionen wie ein Mantel gleichmäßig umschließt.

Dadurch wird an den begossenen Stellen des Körpers ein thermischer Reiz gesetzt, der eine Gefäßveränderung und dadurch eine Blutverschiebung zur Folge hat.

In den Kuranstalten wird ein Schlauch mit einem Durchmesser von 3/4-Zoll verwendet.

Im Hausgebrauch können Sie eine **Handbrause** verwenden, die Sie mit einem Waschhandschuh umgeben. Dadurch werden die vielen Tröpfchen zu einem **gebundenen Wasserstrahl** geformt.

Neuere Brausemodelle kann man umstellen und man kommt so zu einem gebundenen Strahl. Das Abschrauben des Brausekopfes ist eine Notlösung.

Die Beschreibung der einzelnen Güsse ist mit Absicht für den Hausgebrauch etwas vereinfacht, da in diesem Fall meist keine Hilfsperson zur Verfügung steht.

An sich sind selbst durchgeführte Güsse nur beschränkt möglich, da die Notwendigkeit entspannter Haltung natürliche Grenzen setzt.

Armgüsse

Der kalte Armguss

Der rechte Arm hängt in die Badewanne, während man sich mit dem linken abstützt, wenn man einen Helfer hat, der den Guss macht. Macht man ihn allein, nimmt man den Schlauch bzw. die Handbrause mit gebundenem Strahl in die linke Hand und führt das Wasser vom kleinen Finger langsam aufwärts bis zur Schulter, dreimal über die Armkugel hin und her und geht an der Innenseite des Armes wieder hinab. Ebenso begießt man den linken Arm, dann wird die ganze Anwendung wiederholt. Die Wassertropfen werden von den Armen abgestreift, die Kleidung über die nassen Arme angezogen und leichte Bewegung gemacht, bis man wieder trocken ist. Die Hände können abgetrocknet werden.

Der kalte Armguss gibt eine angenehme Erfrischung, besonders an heißen Tagen im Sommer. Durch den kurzen, kalten Reiz wird der Kreislauf angeregt, ohne den Herzmuskel zu überlasten. Es muss aber auf jeden Fall in kurzer Zeit ein gutes Wärme- und Wohlgefühl eintreten, nur dann hat der Armguss seinen Zweck erfüllt. Er ist in seiner Wirkung ähnlich dem **kalten Armbad,** nur etwas intensiver. Bei Menschen, die sich schlecht über die Badewanne beugen können, lässt sich der Armguss auch im Sitzen durchführen. Der Patient setzt sich neben die Badewanne auf einen Hocker und lässt erst den rechten und dann den linken Arm in die Badewanne hängen. Durchführung wie beschrieben.

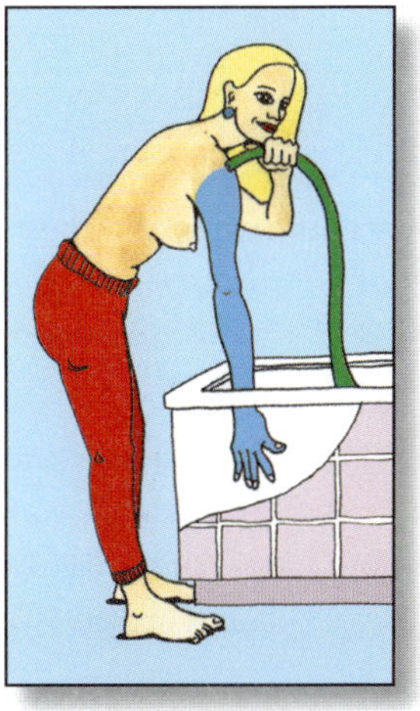

Man beginnt beim rechten kleinen Finger, begießt zuerst den rechten Arm, dann den linken.

Der kalte Armguss

Indikationen:
Erfrischende, belebende Wirkung bei körperlicher, aber auch geistiger Überforderung; rascher Abtransport von Schlackenstoffen aus dem Bewegungsapparat. Bei Serienbehandlungen als Einstieg wie der Knieguss geeignet.

Gegenindikationen:
Chronisch rheumatische Beschwerden, Durchblutungsstörungen der Arme.

Der warme Armguss

wird selten angewandt, ist aber bei sehr kälteempfindlichen Rheumapatienten mit Verspannungen im Schulter-Arm-Bereich durchaus angebracht.

Die Durchführung erfolgt fast gleich wie beim kalten Armguss, nur wird viel länger gegossen. Man stellt eine Temperatur, die dem Patienten angenehm ist, ein und lässt im Laufe des Gusses die Temperatur leicht ansteigen, so dass eine gute Rötung der gesamten begossenen Haut sichtbar wird.

Anschließend wird gut abgetrocknet und wenigstens eine viertel Stunde Bettruhe eingehalten.

Der warme Armguss

Indikationen:
Ganz allgemein zur milderen Wärmezufuhr, muskelentspannend und vorbereitend für Bewegungsübungen im Schultergürtel-Arm-Bereich, kreislaufanregend, beruhigend, anti-rheumatisch.

Gegenindikationen:
Lediglich akute Entzündungen.

Der Wechselarmguss

Die Vorbereitung erfolgt wie beim kalten Armguss. Erst wird der rechte Arm mit warmem Wasser begossen. Man beginnt beim rechten kleinen Finger, führt den Strahl langsam bis zur Schulter und fünf- bis sechsmal über die Armkugel. Danach geht man langsam an der Innenseite wieder bis zu den Fingern. Das Gleiche wird am linken Arm durchgeführt und anschließend wird die ganze warme Begießung wiederholt. Es folgt eine kurze **kalte Abgießung,** das heißt, der kalte Wasserstrahl wird nur je einmal über die beiden Arme geführt, ohne Verweildauer an der Armkugel. Man wiederholt den Armguss von vorne, also zweimal warm und zweimal kalt. Die Arme werden abgestreift, man zieht sich an und macht etwas Bewegung.

Der Wechselarmguss kann bei Schulter- und Nackenbeschwerden flächenmäßig verlängert werden.

Man spricht von einem **verlängerten Armguss.** Dabei wird auch die Schulter- und Nackenpartie begossen, wobei besonders die verspannten, schmerzenden Stellen (wenn sie nicht akut entzündet sind!) sehr lange warm begossen werden.

Die schmerzende Stelle wird je nach Verträglichkeit immer heißer begossen und der Guss endet in diesem Fall heiß. Danach wird die stark gerötete Stelle gut abgetrocknet und warm gehalten.

Das Ziel bei einem Wechselarmguss ist die Einwirkung auf den ganzen Oberkörper. Bei einer Extrabehandlung einer schmerzenden Stelle im Schulter- oder Nackenbereich, kommt es durch das lange warme Gießen zu einer **Überwärmung** der betroffenen Partien.

Diese Wärme muss unbedingt erhalten werden, daher wird gut abgetrocknet, damit keine **Verdunstungskälte** entstehen kann. Hinterher sofort warm anziehen oder gut zugedeckt eine Ruhepause einhalten.

Der Wechselarmguss

Indikationen:
Chronisch-rheumatische Beschwerden des Nackens und Schultergürtels, insbesondere bei Muskelverspannungen. Bei ungenügender Wirkung eher Heusack; stumpfe Verletzungen in diesem Bereich. Bei Serienbehandlungen gut in allgemeines Konzept einzubauen.

Gegenindikationen:
Schlechte Blutzirkulation, Nervenentzündungen, Nervenstörungen bei Zuckerkrankheit.

Der Brustguss

Der Brustguss wird mit einem Armguss, der vorher beschrieben wurde, eingeleitet. Anschließend wird bei überhängendem Oberkörper auch die Brust begossen. Dabei ist zu beachten, dass das Wasser nicht über den Bauch abrinnt. Ein dickes Handtuch um die Mitte geschlungen hilft dabei. Der Brustguss kann, wie jeder andere Guss, warm, kalt oder wechselwarm verabreicht werden. Durch den Reiz auf Arme und Brustgegend kommt es zu einer vertieften **Atmung** und dadurch besseren Sauerstoffversorgung.

Da ein **Oberguss** (Arme, Wirbelsäule, obere Körperhälfte) zu Hause nur schwer durchzuführen ist, ist der Brustguss als ausreichender Ersatz sehr empfehlenswert bei **verschleimtem Husten;** in diesem Fall als Wechselbrustguss.

Der Brustguss

Indikationen:
Entzündungen der Atemwege.

Gegenindikationen:
Schwerere Schäden des Herzens und der Atemwege (Bronchialkrämpfe), hoher Blutdruck.

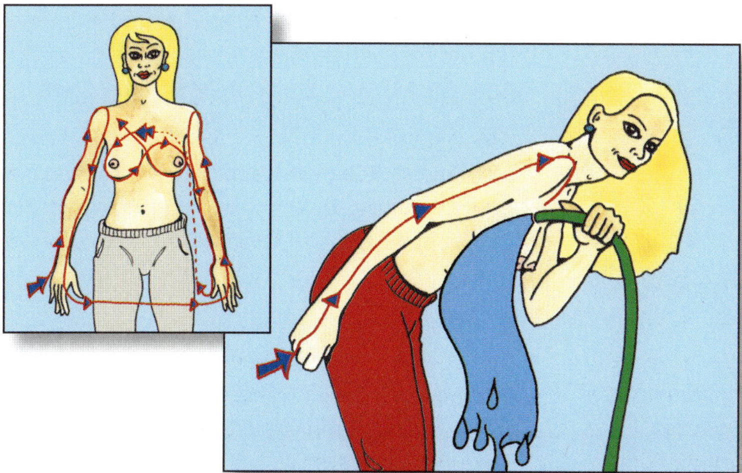

Der kalte Brustguss sorgt für eine kräftige Durchblutung dieser Hautregion – für Frauen sehr empfehlenswert!

Der Nackenguss

Dieser Guss ist eine Verlängerung des Wechselarmgusses.

Man beginnt wie beim Wechselarmguss: Also den rechten Arm hinauf und hinunter, den linken Arm hinauf und von da geht man direkt auf den Nacken über.

Vorher bitte eine Badehaube aufsetzen. Dieser Guss lässt sich sehr schwer allein durchführen.

Der Patient muss sich tief über die Badewannenkante neigen, dabei aber den Kopf hochhalten! Mit der freien Hand schirmt der Helfer den Haaransatz ab.

Man gießt unter leichtem Hin- und Herbewegen so lange, bis eine Rötung eintritt. Wenn überhaupt eine Kaltanwendung, dann nur als ganz kurzer Überguss oder aber man hört mit heißem Wasser auf. In diesem Falle muss gut abgetrocknet werden und möglichst eine halbe Stunde Bettruhe folgen. Durch die intensive Wärmebehandlung der Nackenmuskulatur wird eine bessere Durchblutung erreicht und dadurch eine spontane Schmerzlinderung erzielt. Nicht angezeigt bei **akuter Nervenentzündung!** (In diesem Fall siehe „kalte Auflagen“, Seite 60 ff.)

Zu beachten ist, dass durch die starke Erwärmung und tief gebeugte Haltung die Anwendung bei hohem Blutdruck und Schilddrüsenüberfunktion zu vermeiden ist.

Hier ist ganz besonders auf ärztlichen Rat zu hören!

Der Nackenguss

Indikationen:
Muskuläre Verspannungen im Nacken- und Schultergürtelbereich, von der Halswirbelsäule ausgehende Kopfschmerzen, degenerative Veränderungen in und um die Schultergelenke.

Gegenindikationen:
Akute Entzündungen der frischen Verletzungen, hoher Blutdruck, Schäden an Herz, Kreislauf und/oder Atemwegen.

Der Oberguss

Er schließt die Arme und den gesamten Oberkörper ein und ist aus technischen Gründen für den häuslichen Gebrauch nicht geeignet.

Der Gesichtsguss

Dieser „Schönheitsguss“ kann leicht mit einem Arm- oder Brustguss verbunden oder auch für sich allein durchgeführt werden.

Führt man ihn zur Erfrischung und Straffung der Gesichtshaut kalt durch, darf das Wasser nicht zu kalt sein (18 – 20 Grad C)!

Man beginnt an der rechten Schläfenseite und kreist langsam zwei- bis dreimal um das Gesicht unter Einschluss der Schläfen herum. Nach einer kleinen Atempause führt man den Strahl in einigen Längsstrichen rechts und links über die Gesichtshälften auf und ab. Wieder

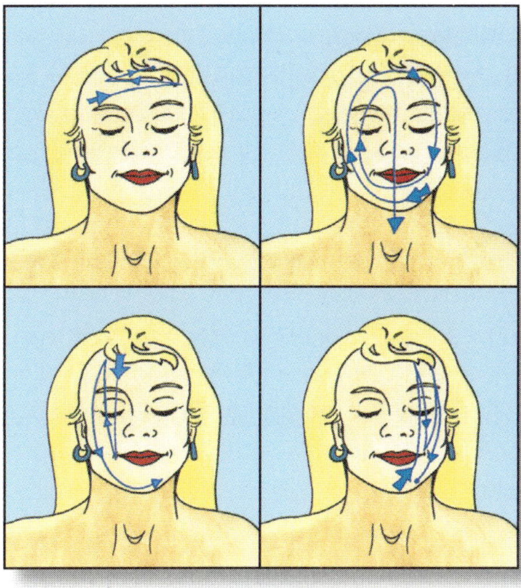

Der kalte Gesichtsguss, regelmäßig durchgeführt, sorgt für eine wunderbare, rosige Haut.

einatmen (ausatmen während des Gießens) und zum Schluss nochmals umkreisen, leicht abtrocknen.

Der Gesichtsguss

Indikationen:
Erfrischend, Vorbeugung gegen Erschlaffung der Haut (Faltenbildung).

Gegenindikationen:
Gesichtsnervenstörungen (Trigeminusneuralgie).

Der Wechselgesichtsguss

In der gleichen Reihenfolge, aber warm beginnend und etwas länger. Das warme Wasser soll nicht zu heiß sein!

Kurz kalt, wieder warm und mit kalt aufhören. Die erfrischende und „kopfentlastende" Wirkung des Gesichtsgusses ist sehr angenehm.

Vorsicht aber bei **Migräneanfällen!** Hier darf keine kalte Phase folgen! Ein **warmer Nackenguss** ist da bekömmlicher! Auch eine warme (nicht heiße!) Wärmeflasche in den Nacken gelegt, kann einen beginnenden Migräneanfall stoppen. Am wirksamsten ist allerdings in der Frühphase („Aura") ein ansteigendes Armbad.

Der Wechselgesichtsguss

Indikationen:
Wie bei Gesichtsguss.

Gegenindikationen:
Wie bei Gesichtsguss.

Kniegüsse

Der kalte Knieguss

Man stellt sich in der Badewanne oder Duschtasse am besten auf einen Rost, damit das Wasser gut ablaufen kann und man während des Gusses nicht im Wasser steht. Die Handbrause oder (so vorhanden) der Schlauch wird in die rechte Hand genommen. Man beginnt an der rechten kleinen Zehe, geht langsam an der Außenseite des Beines bis rückwärts über die Kniekehle, führt den Strahl dreimal über der Kniekehle hin und her, führt ihn dann handbreit über dem Knie wieder dreimal hin und her und geht an der Innenseite des Beines hinab. Das Gleiche führt man am linken Bein durch und wiederholt die ganze Anwendung. Das Zählen ist nur eine Hilfe, das wesentliche Merkmal der Länge eines Gusses ist die Reaktion, die sich in einer leichten reaktiven Rötung der Haut zeigen soll. Niemals darf eine Blaufärbung eintreten, dann ist der Guss sofort abzubrechen! Zuletzt werden noch beide Fußsohlen abgegossen. Voraussetzung ist, wie bei jeder Kaltanwendung, dass man warme Füße hat. Die Beine werden nach dem Guss abgestreift, zwischen den Zehen gut abgetrocknet (Fußpilz!). Man zieht warme Socken an und macht Bewegung. Der Knieguss regt die Herztätigkeit insofern an, als durch den Reiz auf die Beine eine stärkere Durchblutung eintritt und dadurch der gesamte Kreislauf angeregt wird. Seine erfrischende Wirkung auf den gesamten Organismus ist ähnlich der Wirkung einer Tasse Bohnenkaffee. Durch das zweimalige Begießen wird die Wirkung verstärkt. Man kann selbst feststellen, dass nach dem 2. Mal eine kräftige Reaktion eingetreten ist, es kommt zu einem Wärmegefühl.

Wesentlich ist auch die erzielbare konsensuelle Reaktion der Rachengefäße, als Abwehr gegen das Eindringen von Krankheitserregern.

Die Wirkung findet sich in Eugen Roths „Heiterer Kneipp-Fibel“ knapp und heiter ausgedrückt:

Der Knieguss ist der Freund der Füße,
er schickt dem Herzen viele Grüße,
und bittet es, daran zu denken,
auch in die Beine Blut zu lenken!

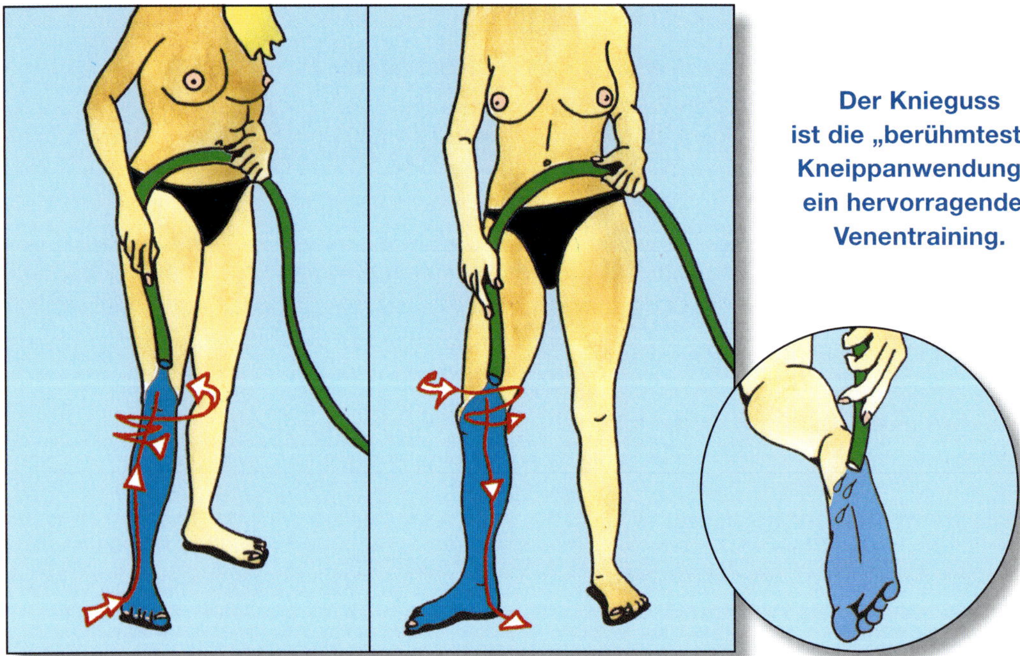

Der Knieguss ist die „berühmteste“ Kneippanwendung – ein hervorragendes Venentraining.

Der kalte Knieguss

Indikationen:
Kräftige lokale Zirkulationsanregung, Abhärtung im Rachenraum (konsensuelle Reaktion), Einleitung bei serieller Behandlung.

Gegenindikationen:
Arterielle Durchblutungsstörungen der Beine.

Der Wechselknieguss

Man stellt sich ohne Schuhe und Strümpfe in die Badewanne oder Duschtasse, andere Bekleidung soll anbehalten werden. Hosenbeine nur dann aufstreifen, wenn sie weit genug sind, denn die Zirkulation darf nicht abgeschnürt werden.

Wie bei allen Wechselgüssen wird mit warm begonnen und mit kalt aufgehört.

Man beginnt rechts außen an der kleinen Zehe, geht langsam mit dem warmen Strahl an der Außen- bzw. Rückseite hinauf bis über die Kniekehle, verweilt dort unter leichtem Hin- und Herpendeln ca. 5 Sekunden (bis eine leichte Rötung eintritt), wechselt nach vorne über die Kniescheibe, verweilt handbreit darüber wieder 5 Sekunden und geht langsam nach innen hinab.

Das Gleiche am linken Bein. Dieser warme Teil wird wiederholt.

Dann folgt eine kurze kalte Abgießung. Das bedeutet, dass man nur einmal in jeder Richtung mit dem kalten Wasserstrahl abgießt und dann gleich wieder mit warm beginnt, wie anfangs. – Dieses Schema gilt auch für alle anderen Wechselgüsse.

Und zum Abschluss wieder kurz kalt.

Wechselkniegüsse werden im Rahmen einer Kur meist als eine der ersten Maßnahmen verschrieben, weil sie gut verträglich sind und gleichzeitig auch schon dem Anfänger zeigen, wie groß der Erfolg sein kann.

Bei **chronischen Kniebeschwerden** (Frühstadium der Arthrose) erweist sich ein verstärkter Wechselknieguss als gute Behandlungsform. Dabei wird das betroffene Knie so lange warm begossen, bis sich eine starke Rötung zeigt. Es wird warm abgeschlossen und gleich abgetrocknet (siehe verlängerter Wechselarmguss, Seite 36 f.).

Der Wechselknieguss

Indikationen:
Kräftige Zirkulationsanregung der Beine als Vorbeugung gegen den Kaltfuß und bei müden schweren Beinen, nach stumpfen Kniegelenkverletzungen, bei beginnenden Kniegelenkarthrosen, Reizsteigerung bei Serienbehandlung nach kaltem Knieguss, Durchblutungsstörungen der Beine Stadium I.

Gegenindikationen:
Ausgeprägtere Durchblutungsstörungen der Beine, Vorsicht bei Krampfadern (nach Thrombosen ungeeignet), akute Schübe bei Kniegelenksarthrosen.

Schenkelgüsse

Der kalte Schenkelguss

Wieder steht der Patient mit gut warmen Füßen auf einem Rost in der Badewanne oder Duschtasse.

Bekleidet kann man höchstens mit einem Hemd oder Pullover sein. Der gesamte Unterkörper muss frei sein.

Man beginnt wie beim Knieguss, geht aber höher hinauf, also von der rechten kleinen Zehe an der Außenseite hoch bis rückwärts über die Hüfte und den Darmbeinbogen.

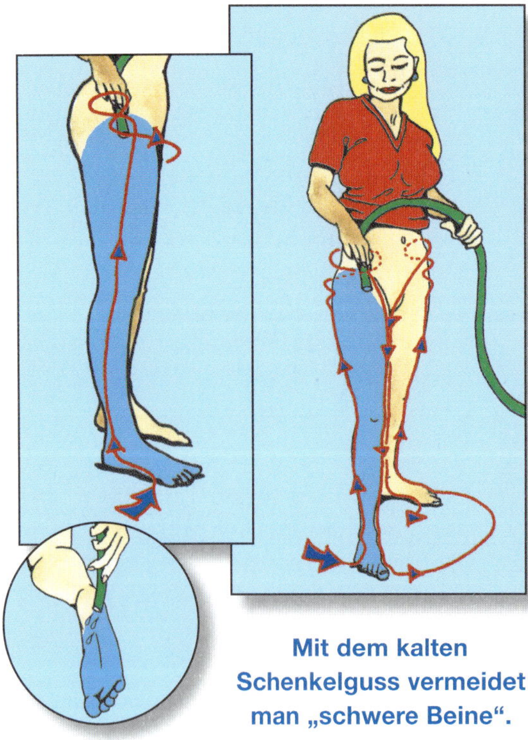

Mit dem kalten Schenkelguss vermeidet man „schwere Beine".

Über diese Fläche gießt man drei- bis viermal und wechselt dann nach vorne, gießt in der Leistenbeuge ebenfalls drei- bis viermal und geht langsam nach unten ab.

Am linken Bein wird das Gleiche durchgeführt und dann wird der ganze Guss wiederholt.

Zum Schluss werden noch die Fußsohlen begossen. Nur zwischen den Zehen abtrocknen, die Wassertropfen von den Beinen abstreifen, eventuell warme Socken anziehen und Bewegung machen. Mit dem kalten Schenkelguss in der Früh nach der Reinigungsdusche können Sie „schwere Beine" und auch bereits mit Krampfadern geschädigte Beine sehr gut beeinflussen. Der nachfolgenden Erwärmung durch Bewegung ist besonderes Augenmerk zu geben.

Der kalte Schenkelguss

Indikationen:
Wie kalter Knieguss unter Berücksichtigung der gesteigerten Intensität, für Reizsteigerung bei Langzeitbehandlungen bestens geeignet.

Gegenindikationen:
Arterielle Durchblutungsstörungen der Beine, Neigung zu Entzündungen bzw. Funktionsstörungen der Organe des kleinen Beckens bei Frauen und Männern.

Wechselschenkelguss

Die Vorbereitung trifft man wie beim kalten Schenkelguss. Man beginnt mit warm und gießt dementsprechend länger, also fünfmal jeweils am Beckenrand und in der Leistenbeuge.

Wie auch beim Knieguss wird das Warme wiederholt, dann erst folgt die kurze kalte Abgießung ohne Verweilen. Darauf wieder zweimal warm und kurz kalt.

In der Regel wird zweimal gewechselt, es kann aber gesteigert werden, den Schluss bildet wieder ein kalter Abguss der Fußsohlen.

Nach dem Guss streift man die Wassertropfen mit den Händen gut ab, trocknet zwischen den Zehen gründlich ab und macht einige Minuten Bewegung, um die Wiedererwärmung zu beschleunigen.

Mit dem Wechselschenkelguss kann man Einfluss bis in die Beckenorgane gewinnen. Außerdem kann man mit Hilfe dieses Gusses Wirkungen erreichen, die wegen ihrer Kürze vor allem dann angebracht sind, wenn Wechselbäder nicht gemacht werden dürfen, z. B. bei gewissen Gefäßschäden. In der Abhärtung spielt er wie alle Güsse eine hervorragende Rolle und bedeutet gegenüber dem Wechselknieguss eine Steigerung der Reizstärke.

Der Wechselschenkelguss

Indikationen:
Wie Wechselknieguss mit stärkerer Intensität, bei beginnenden Hüftgelenkarthrosen.

Gegenindikationen:
Wie bei Wechselknieguss, außerdem Nervenwurzelreizungen.

Der warme Wirbelsäulenguss

Dieser Guss, den immer eine Hilfsperson machen muss, stellt eine ausgesprochene Ausnahme dar. Er wurde erst später in unserer hektischen Zeit von OMR Dr. Brantner (Gründer des Österreichischen Kneippärztebundes) entwickelt. Die Technik ist folgende:

Der Patient sitzt völlig entkleidet auf einem Hocker in der Badewanne oder Duschtasse, leicht nach vorne gebeugt und entspannt. Selbstverständlich muss er gut durchwärmt sein und auch der Raum muss angenehm temperiert sein. Der Helfer lässt nun körperwarmes

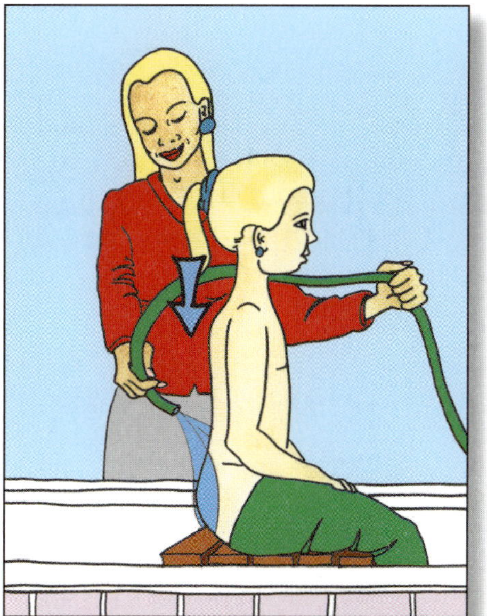

Der warme Wirbelsäulenguss ist keine Reizbehandlung, die Temperatur des Wassers ist körperwarm.

Wasser (ca. 32 – 34 Grad C, es muss angenehm sein) von der Halswirbelsäule über die gesamte Wirbelsäule abwärts rinnen, so dass ein Wassermantel über dem ganzen Rücken entsteht. Die Dauer beträgt 1 bis 2 Minuten. Danach wird abgetrocknet und unbedingt eine Bettruhe von einer halben Stunde eingehalten.

Mit diesem Guss wird durch das gleichmäßige Herabrinnen des Wassers mit indifferenter Temperatur (es soll kein thermischer Reiz entstehen!) eine entspannende Wirkung erreicht. Nervöse, stressgeplagte Menschen sprechen sehr gut darauf an, ehe man mit kleinen Temperaturreizen eine Abhärtung bzw. ein Training beginnen kann.

Der warme Wirbelsäulenguss

Indikationen:
Verspannungen der Rückenmuskulatur, vor allem bei psychischen Belastungen.

Kaum Gegenindikationen.

Das Wassertreten

Wohl die bekannteste Kneipp-Anwendung ist das Wassertreten. Es kann nicht genug davon Gebrauch gemacht werden.

Sie können Wassertreten in einem Bach, in der Badewanne, in einer Wassertretstelle, in einer Fußbadewanne, einem größeren Brunnentrog, einem See, am Strand, im Meer usw.

Um es gleich vorwegzunehmen: Blasen- und Nierenkranke sowie an sonstigen Unterleibserkrankungen Leidende, die Kaltreizen nicht ausgesetzt werden dürfen, sollen auf das Wassertreten verzichten.

Im Übrigen gilt die Grundvoraussetzung: Kalte Anwendung – warme Füße (keine Durchblutungsstörung).

Man steigt mit warmen Füßen (eventuell Vorerwärmung durch „Warmlaufen“) in leitungskaltes Wasser, das bis handbreit unter die Knie reichen soll. Abwechselnd wird ein Bein ganz aus dem Wasser gezogen und Schritt für Schritt auf der Stelle oder in einem Becken weitergegangen (Storchenschritt).

Man geht je nach Möglichkeit auf der Stelle oder im Vorwärtsschreiten ca. 30 Schritte (= 20 Sekunden, höchstens im Hochsommer bis zu 2 Minuten) im Wasser. Dann steigt man heraus, streift sich mit den Händen die Wassertropfen ab und zieht eventuell warme Socken oder Strümpfe an.

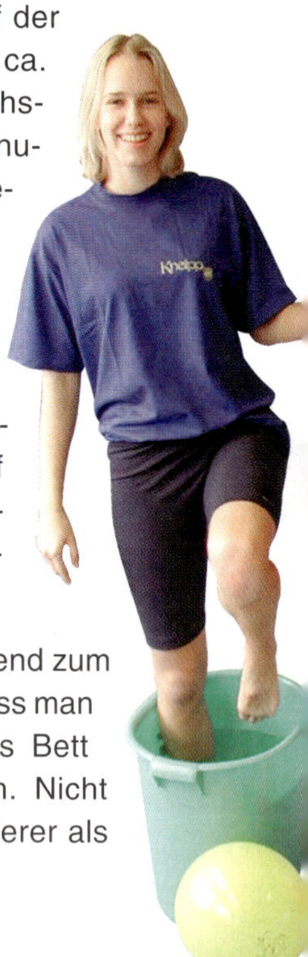

Daraufhin läuft man z. B. im Badezimmer auf einem Sisalläufer auf der Stelle oder geht 15 bis 30 Minuten spazieren, bis man wieder vollkommen warm ist.

Will man das Wassertreten am Abend zum besseren Einschlafen machen, muss man nach dem Warmlaufen sofort ins Bett gehen und das Licht abschalten. Nicht mehr lesen, man wird sonst munterer als zuvor!

Indikationen:
Ganz allgemein „müde Beine“, Wadenkrämpfe, Muskelkater, auch sonstige Müdigkeit nach Überforderung, depressive Verstimmung; beste Vorbeugung gegen katarralische Infekte, Schlafstörungen, Verminderung der Leistungsfähigkeit.

Gegenindikationen:
Durchblutungsstörungen der Beine, frische Thrombosen, fieberhafte Erkrankungen.

Schneelaufen

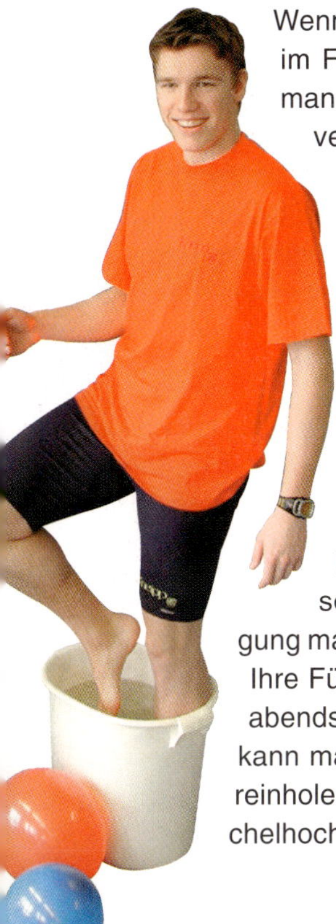

Wenn im Winter das Wassertreten im Freien nicht möglich ist, kann man den frisch gefallenen Schnee verwenden, um die Füße warm zu bekommen. Beim Schneelaufen dürfen Sie einmal gegen die strikte Regel „kalt nur mit warmen Füßen“ verstoßen. Denn der Schnee ist auf alle Fälle kälter als Ihre kalten Beine. Aber die Durchblutung muss funktionieren! 10 bis 20 Sekunden im frischen Schnee (nicht auf Eis!) laufen, dann sofort Wollsocken anziehen und Bewegung machen oder ins Bett gehen und Ihre Füße werden warm. Wenn man abends nicht mehr hinausgehen will, kann man sich auch den Schnee hereinholen. In eine Waschschüssel knöchelhoch Schnee einfüllen und sitzend vom Bett aus treten. Sitzend deshalb, weil die Rutschgefahr sehr groß ist und man kein Risiko eingehen soll.

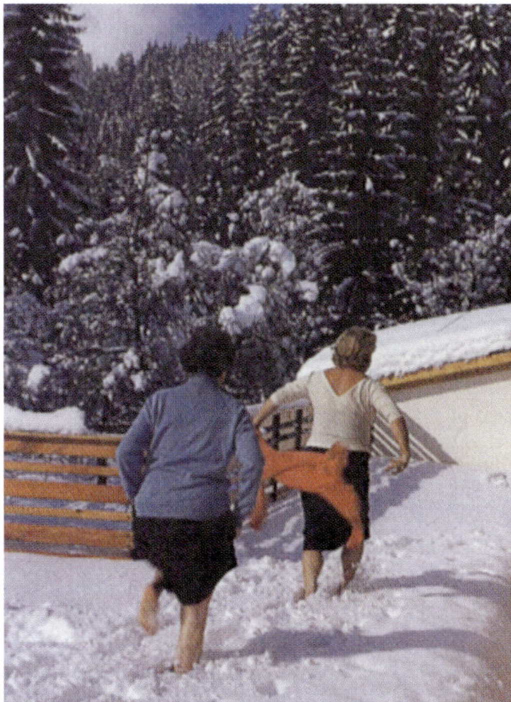

Das Schneelaufen ist ein Genuss und dauert maximal 2 Minuten!

Effekte und Indikationen wie beim Wassertreten.

Tautreten

Etwas milder als das Schneelaufen ist bei gegebener Möglichkeit das Tautreten in der Früh im taunassen Gras. Hat man die Gelegenheit, im eigenen Garten zu spazieren und dann wieder für eine halbe Stunde ins Bett zu gehen, ist es natürlich optimal. Das Tautreten ist eine glänzende Abhärtung und Kräftigung für den gesamten Körper. Nicht länger als 2 Minuten – es gibt Schwung für den ganzen Tag.

Effekte und Indikationen wie beim Wassertreten.

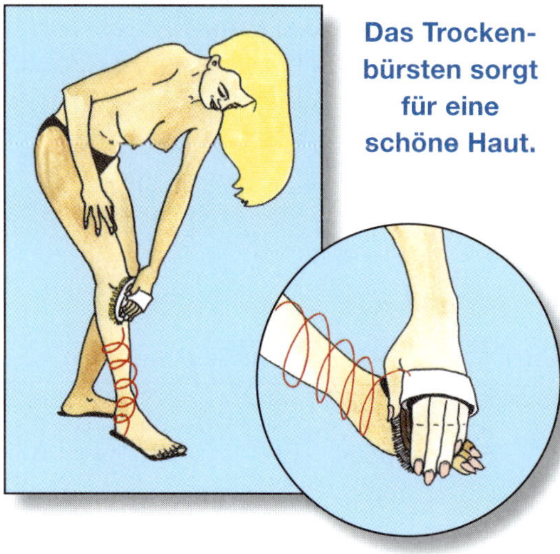

Das Trockenbürsten sorgt für eine schöne Haut.

Das Trockenbürsten

Das Trockenbürsten wurde erst später im Laufe der Weiterentwicklung der Kneipptherapie eingeführt. Es stellt eine Verbindung von Bewegung und Luftbad dar, wobei noch durch das Bürsten eine besonders gute Hautzirkulation erreicht wird. Im gut gelüfteten Zimmer, wenn möglich bei offenem Fenster, beginnen Sie vollständig entkleidet, mit dem Bürsten an der rechten Fußsohle, weiter in großen Strichen das rechte Bein aufwärts bis einschließlich der Hüfte, so lange bis das ganze Bein umrundet ist. Dann in kleinen Kreisen wieder von rechts unten bis hinauf und schließlich nochmals in großen Strichen wie zuvor. Gleich verfährt man mit dem linken Bein. Bauch und Kreuz werden im Uhrzeigersinn mit Kreisen bedacht. Dann kommen die beiden Arme dran. Erst, wie bei den Beinen, rechte Handfläche und ganzer Arm immer aufwärts in großen Strichen, dann wieder kleine Kreise und zum Schluss nochmals große Striche, links ebenso. Die Brust in Spiralen, oder (bei Frauen) in Achterschleifen. Den Rücken, so gut man dazukommt, in Längs- und Querstrichen. Mit einer Stielbürste lässt sich das ganz gut machen. Dauer ca. 2 Minuten. Am günstigsten nach der morgendlichen Reinigung. Auch durch das Trockenbürsten setzen wir einen Hautreiz.

In diesem Fall ist es vorwiegend ein mechanischer, der aber durch das gleichzeitige Luftbad auch einen kleinen thermischen Zusatz bekommt. Die Haut wird durch die Bürstung gut durchblutet, außerdem werden abgestorbene Hornschichten sanft entfernt, so dass eine bessere Aufnahme- und Abgabefähigkeit entsteht.

Beim Trockenbürsten hat man drei Effekte gleichzeitig: Eine kleine Massage, ein Luftbad und die Gymnastik, die Sie dabei durchführen müssen. Zusätzlich kann man

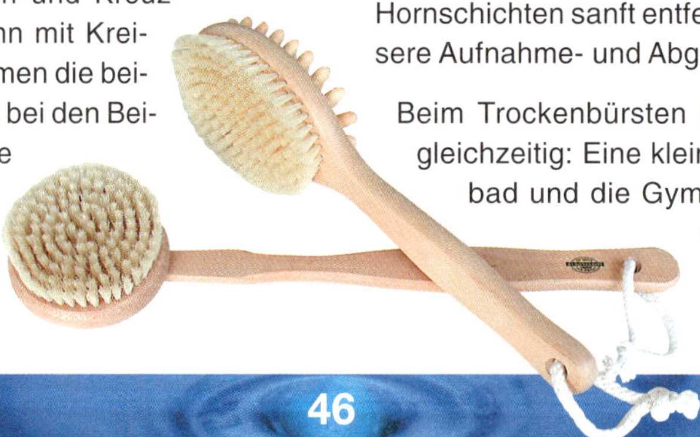

zum Schluss auch noch etwas Hautfunktionsöl oder eine gute Hautcreme einbürsten. Besonders morgenmüden Menschen sei das Trockenbürsten bestens angeraten.

Abgesehen vom optimalen Ganzkörper-Bürsten, können von älteren Menschen auch Teilbürstungen, z. B. nur an den Extremitäten, vorgenommen werden.

Dazu eine nicht selten geübte Abwandlung: Es wird in Teilbädern mit kreislaufanregenden Zusätzen die zu behandelnde Region im Wasser auch gebürstet.

Das Trockenbürsten

Indikationen:
Ganz allgemein zur Kreislaufanregung mit positiver psychischer Stimulation.
In der Serie gute Ergänzung zur Hydro- und Bewegungstherapie.

Gegenindikationen:
Empfindlichere Haut.

Waschungen

Waschungen sind die mildesten Kneipp-Anwendungen.

Je nach gewaschenem Körperteil werden sie eingeteilt in Oberkörper-, Unterkörper- oder Ganzwaschungen. Bei bettlägrigen Patienten kann man sich gegebenenfalls auf eine Waschung der Arme oder Beine beschränken.

Bei der Waschung wird in raschen Zügen ein Wasserfilm auf die Haut gebracht, nicht abgetrocknet und sofort wieder zugedeckt zum Nachdunsten. Die Waschungen sollen im warmen Bett durchgeführt werden, um ein Auskühlen zu vermeiden. Man kann sie leicht selbst machen.

Da sie zweckmäßig am frühen Morgen, ca. 1/2 Stunde vor dem Aufstehen, gemacht werden, stellt man sich am Abend vorher einen kleinen Eimer mit Wasser und einem Waschhandschuh zum Bett. Wenn man morgens zeitgerecht aufwacht (eine gute halbe Stunde vor der eigentlichen Tagwache), taucht man den Waschhandschuh in das bereitgestellte Wasser, drückt ihn leicht aus und fährt ruhig, aber rasch vom kleinen Finger der rechten Hand bis hinauf zur

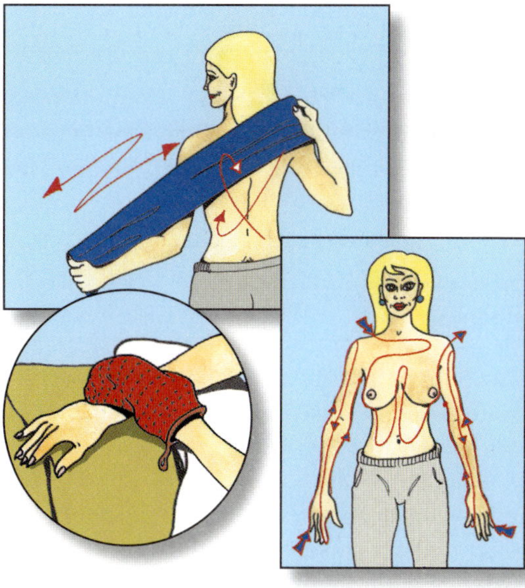

Die Oberkörperwaschung (S. 48) wird am frühen Morgen durchgeführt.

Armkugel, wendet den Waschhandschuh, damit die kalte Seite drankommt und fährt innen am Arm hinab bis zur Hand. – Das Gleiche am linken Arm, dann taucht man nochmals ein, um frisches kaltes Wasser zu haben und fährt über die Brust mit der einen Seite und umgedreht über den Rücken. Wer empfindlich ist, zieht sich das Nachthemd darüber oder wickelt sich in ein bereitgelegtes Badetuch ein. Man kann sich auch lediglich zudecken und noch mindestens 1/2 Stunde nachdunsten, bis man ein angenehmes Prickeln verspürt. Dies wäre eine **Oberkörperwaschung** (siehe Zeichnung, Seite 47).

Analog dazu geht die **Unterkörperwaschung:** rechtes Bein, linkes Bein, Bauch. Als alleinige Anwendung wird sie kaum gemacht.

Und beides zusammen ergibt die **Ganzwaschung.**

Dem Wasser kann etwas Wein- oder Obstessig beigefügt werden oder auch Rosmarin- oder Fichtenöl. Es wird dadurch der Reiz auf die Haut verstärkt.

Eine besondere Form der Waschungen sind die **Serienwaschungen,** die noch extra besprochen werden.

Durch die frühmorgendlichen Waschungen wird der Kreislauf aktiviert und die Umstellung von der Ruhephase zur Arbeitsphase, die bei vegetativ labilen Menschen Schwierigkeiten bereitet, eingeleitet. Im Leistungszentrum des Gehirns wird der Leistungspegel angehoben. Die Wirkung wird noch verstärkt, wenn man vor dem endgültigen Aufrichten Tretübungen mit den Beinen macht („Luftradeln“).

Durch Teilwaschungen an Armen oder Beinen bei schwer kranken Patienten kann ihr Allgemeinzustand deutlich verbessert werden. Kühlc Waschungen bringen auch eine Fiebersenkung. Wichtig ist dabei, dass der Körper des Kranken nur so weit abgedeckt wird, wie man die Stelle gerade zum Waschen braucht.

Außerdem können Waschungen nach Wickeln oder Auflagen vorgenommen werden, falls ein eventueller Schweißausbruch abgebrochen werden soll.

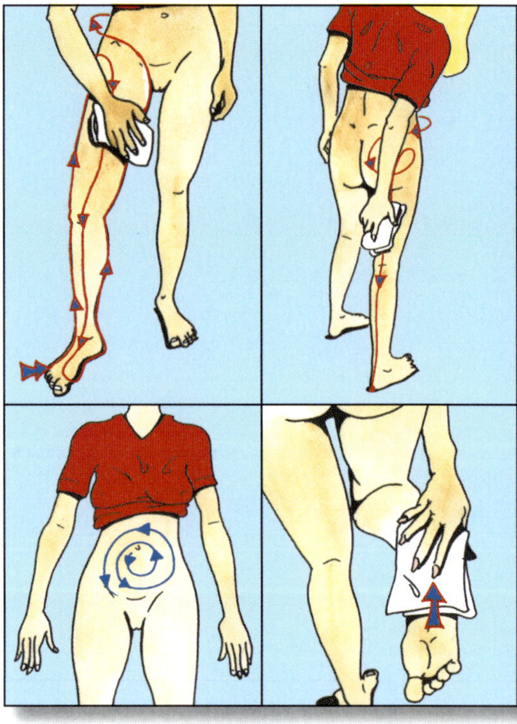

Die Unterkörperwaschung beginnt am rechten Bein. Dann wird das linke Bein benetzt und zum Schluss Bauch und Fußsohlen.

Eine Waschung kann auch schlaffördernd wirken bei Patienten, die nachts aufwachen und schlecht wieder einschlafen können (Durchschlafstörung). Sie sollen sich ebenfalls das Wasser zum Bett stellen und, wenn sie aufwachen, kurz eine Waschung vornehmen, meist wirkt sie sehr bald.

Die Teilwaschungen

Indikationen:
Zur Kreislaufanregung bei morgendlichen Anlaufschwierigkeiten (Orthostasesyndrom), bei krankheits- oder unfallbedingten Kreislaufschwierigkeiten und u. a. bei bettlägrigen Patienten (nur kleine Teilwaschungen).

Gegenindikationen:
Kaum Gegenanzeigen bei entsprechender Dosierung.

Serienwaschungen

Darunter versteht man eine regelmäßige Folge von Waschungen mit kaltem Wasser, die dazu führen sollen, einen Schweißausbruch zu fördern. Eine zugegebenermaßen mühsame Behandlung.

Man geht dabei so vor, dass man den Patienten nur ganz gering abdeckt, z. B. einen Arm, diesen rasch abwäscht, sofort wieder zudeckt und in der Folge, wie bei den Waschungen beschrieben, fortfährt, immer darauf bedacht, so viel Wärme wie möglich zu erhalten.

Um den Schweißausbruch noch zu unterstützen, kann man vorher eine Tasse Lindenblüten- oder Holundertee verabreichen und eventuell zu den Füßen eine Wärmeflasche legen.

Nach 10 bis 15 Minuten wird die Prozedur wiederholt und dies so lange, bis es zum Schweißausbruch kommt. Meist ist dazu eine Serie von vier- bis sechsmal nötig.

Soll das Schwitzen abgebrochen werden, wird der Patient leicht trocken gerieben und nach einer halben Stunde kühl abgewaschen.

Wie man von anderen Kaltanwendungen weiß, reagiert der Körper auf Kältereize mit Wärmeproduktion. Diese Fähigkeit wird hier ausgenützt. Durch den wiederholten kurzen kalten Reiz kommt der Patient schließlich ins Schwitzen.

Ganz besonders in Fällen einer schwächeren Ausgangslage (z. B. bei Kindern und älteren Menschen) ist diese Anwendung gut geeignet, weil der Kreislauf schonend in Schwung gebracht wird und ein gewünschter Schweißausbruch (bei Fieber) dadurch rascher zustandekommt. Ein Wickel (siehe dort) ist anstrengender. Bei Schüttelfrost darf keine Kaltanwendung vorgenommen werden!

Die Serienwaschungen

Indikationen:
Durch Viren ausgelöste katarralische Infekte, Atemwegserkrankungen, die durch Antibiotika empfindliche Erreger ausgelöst werden, als Zusatzbehandlung neben Antibiotika, hartnäckige Stirnhöhlenentzündungen mit Neigung chronisch zu werden, eventuell in Verbindung mit Antibiotika.

Gegenindikationen:
Schwere Herz-Kreislauf-Erkrankungen, hoher Blutdruck.

Wickel und Auflagen

Für alle Arten von Wickeln, Auflagen und Packungen gelten einige Grundsätze.

Jeder Wickel wird im Bett angelegt. Zu jedem gehören drei Teile: Ein Tuch zum direkten Hautkontakt als Reizträger (grobes Leinen, Heublumensack, Topfen oder Lehmauflage), ein Zwischentuch (Molino) und ein Wolltuch (Decke) oder dickes Frotteetuch. Alle Wickel, Auflagen und Packungen werden rasch und fest angelegt. Es darf kein Luftzug zu der nassen Auflage kommen. Alle Tücher müssen fest anliegen und dürfen keine Luftkissen haben. Es wird keine Isolierschicht (Plastik, Gummi und dergleichen) verwendet, denn das würde den Wickeleffekt beeinträchtigen. Trotz des festen Sitzes darf sich der Patient nicht beengt fühlen. Die Kneipp-Wickel werden alle im so genannten Zug- und Gegenzugverfahren angelegt, das heißt, das unter dem Körper liegende Tuch wird mit einer Hand in Richtung Helfer herangezogen und mit der anderen schiebt er den von oben über den Körper geschlagenen Teil mit der Handkante darunter hinein. Dies geschieht mit allen drei Tüchern. Der übrig bleibende Tuchrest wird leicht übergeschlagen. Die Größe der Wickeltücher richtet sich nach dem einzuwickelnden Körperteil. Auf alle Fälle soll der nasse Teil immer das kleinste und das Zwischentuch das größte Ausmaß haben.

Wickelarten

Der wärmeentziehende Wickel

In diesem Fall wird das nasse Tuch nur wenig ausgewrungen (dass es nicht tropft), denn das Wasser ist der Kälteträger und soll möglichst

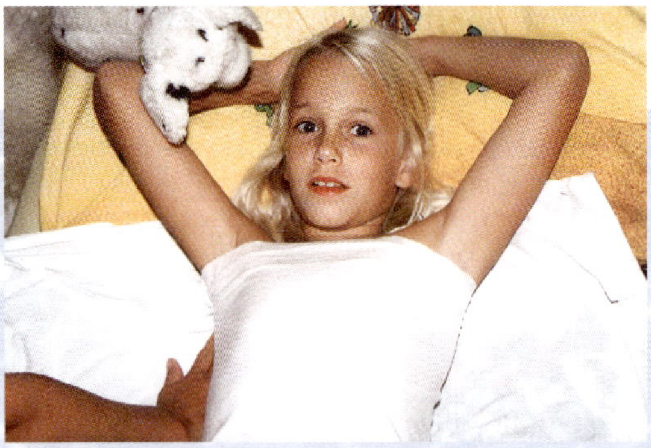

Wickel komplett (Leinen, Molino, Wollflausch) für Erwachsene:

Halswickel	14 x 50 cm
Beinwickel	80 x 130 cm
Wadenwickel	40 x 80 cm
Brust/Lendenwickel	50 x 180 cm
Kurzwickel	80 x 180 cm

Verschiedene Wickel (mit dem Vorteil der passenden Größe und des bestgeeigneten Materials): Erhältlich beim Kneipp-Verlag, Kunigundenweg 10, A-8700 Leoben, Telefon: (0 38 42) 2 17 18, FAX: (0 38 42) 2 17 18-32, Telefon aus Deutschland oder Schweiz: +43 38 42 2 17 18, FAX: +43 38 42 2 17 18-32, E-Mail: office@kneippverlag.com, Internet: www.kneippverlag.com

viel Wärme an sich ziehen. Außer mit kaltem Wasser kann ein wärmeentziehender Wickel auch mit kalter Molke oder mit Lehmwasser getränkt werden.

Auch Eiswickel und Kälteauflagen gehören dazu. Wobei zu sagen ist, dass je kälter die Auflagen sind, umso kürzer die Behandlungszeit sein muss. Diese Behandlungen werden heute als **Kryotherapie** (= lokale Kälteanwendung 0 Grad C und darunter) bezeichnet und ihr sind auch kurze Teilbäder mit Eiswürfeln zuzuzählen.

Durch das Anlegen eines mit kalter Flüssigkeit getränkten Tuches wird an der betreffenden Körperstelle ein Übermaß an Wärme, wie sie bei Entzündungen (Gelenkentzündung, Venenentzündung, Fieber u. a.) vorhanden ist, abgezogen. Dadurch wird die Entzündung abgeblockt, werden Schmerzen gelindert und Schwellungen reduziert. Diese Wirkung ist weitgehend wissenschaftlich fundiert. Auch in der Zahnheilkunde werden kalte Auflagen bei Schmerzen nach Extraktionen oder Zahnwurzelentzündungen mit Erfolg verwendet. Der akute Hexenschuss und Nervenwurzelentzündungen im Wirbelsäulenbereich sind ein dankbares Feld für die Kältetherapie.

Die angeführte **Kryotherapie** nützt tiefere Temperaturen, wie sie heute überall ohne größere Schwierigkeiten möglich sind. Dazu zählen Eisrollen, wie sie sich mit Wasser in einem Milchbecher im Tiefkühlfach (mit Holzspatel zum Anfassen) leicht herstellen lassen. Im Handel gibt es Plastikbeutel mit hydriertem Silikon und Frigolitkügelchen. Sie können im Gefrierfach auf – 6 bis – 8 Grad C abgekühlt werden und bleiben trotzdem weich zum Anlegen und Anmodellieren an die zu behandelnde Region. Sie bleiben etwa 5 bis 8 Minuten liegen.

Im Prinzip besteht in der Wirkung zu kalten Kompressen kein Unterschied. Die Anwendungen wirken nur erheblich rascher und nachhaltiger auf Grund der tieferen Temperaturen.

Der wärmeentziehende Wickel

Indikationen:
Lokal bei akuten Entzündungen der Gelenke, der Sehnenscheiden, der Schleimbeutel und der Venen, akute muskuläre Verspannungen im Lenden- und Nacken-Schulterbereich, Fiebersenkung.

Gegenindikationen:
Schwerere Herz-Kreislauf-Störungen, hoher Blutdruck, chronisch deformierende Gelenkveränderungen, Unverträglichkeit seitens des Patienten; sonst bei sehr vorsichtiger Kryotherapie kaum Gegenanzeigen.

Der wärmestauende Wickel

In diesem Fall wird das kalte, nasse Tuch sehr gut ausgewrungen und wie bei allen anderen Wickeln mit Zwischentuch und Wolltuch fest angelegt. Darüber noch eine Decke, die den ganzen Körper umschließt. Der Kopf wird mit einem Frotteetuch abgedeckt und nur das Gesicht bleibt frei.

Achtung: Wenn nach einer viertel Stunde noch kein Wärmegefühl zustande kommt, muss der Wickel abgenommen werden, denn dann ist der Patient aus irgendeinem Grund nicht fähig richtig zu reagieren oder der Wickel wurde schlecht angelegt (Patient nicht gut vorgewärmt, Bett zu kalt, nicht gut zugedeckt usw.).

Der wärmestauende Wickel kann aber auch mit warmen und heißen Auflagen gemacht werden, vor allem dann, wenn man annimmt, dass der Patient nicht in der Lage ist, genügend ausgiebig zu reagieren.

Durch die Wärmestauung kommt es zu einer Mobilisierung der Abwehrkräfte, fachlich ausgedrückt zu einer „positiven Immunmodulation".

Indikationen und Gegenindikationen des wärmestauuenden Wickels:
Wie schweißtreibender Wickel, weniger Herz-Kreislauf-belastend.

Der schweißtreibende Wickel

Er unterscheidet sich vom wärmestauenden nur dadurch, dass er länger, also bis zum Schweißausbruch und dann noch eine halbe Stunde bis eine Stunde liegen bleibt. Gesamtdauer: ca. 1 1/2 bis 2 Stunden. Nach Abnahme des Wickels abtrocknen und mindestens eine halbe Stunde liegen bleiben.

Als Abschluss eventuell kühl abwaschen. In der Regel wird der schweißtreibende Wickel mit einem kalt getränkten Wickeltuch angelegt, um die Reaktion des Körpers anzuregen.

Bei schwächlichen Personen sollte man statt eines anstrengenden, schweißtreibenden Wickels lieber Serienwaschungen, was natürlich sorgfältige Betreuung erfordert, machen.

Um den Schweißausbruch zu unterstützen, lässt man vorher eine Tasse Lindenblüten- oder Holundertee trinken und legt eventuell eine Wärmeflasche zu den Füßen.

Schweißtreibende Wickel werden zur Mobilisation des Abwehrsystems und späteren Fiebersenkung eingesetzt.

Solche Wickel erfüllen aber nur dann ihren Zweck, wenn ihre Größe entsprechend ist. Es kommt also ein **Brustwickel** oder besser ein **Kurzwickel** in Frage. Wesentlich ist, dass neben der sachgerechten Anlegung des Wickels der Patient zur Gänze gut eingepackt ist und nur das Gesicht frei gelassen wird.

Diese Anwendung hat in den letzten Jahren erheblich an Bedeutung gewonnen. Es kommt zu einer Aktivierung des Immunsystems und einer Behinderung der Vermehrung der Viren. Dadurch werden viele Infekte rascher überwunden und die Belastung von Herz und Kreislauf gemindert.

Der schweißtreibende Wickel

Indikationen:
Durch Viren ausgelöste katarralische Infekte, durch Antibiotika empfindliche Erreger ausgelöste Atemwegserkrankungen, als Zusatzbehandlung neben Antibiotika, hartnäckige Stirnhöhlenentzündungen mit Neigung chronisch zu werden, in der Regel neben Antibiotika-Behandlung.

Gegenindikationen:
Schwere Herz-Kreislauf-Erkrankungen, hoher Blutdruck.

Mit Hilfe der Wickel, Packungen und Auflagen sollen drei verschiedene Wirkungen erreicht werden: **Wärmeentzug, Wärmestauung** und **Schweißabsonderung.** Immer wird, wie bei allen Kneipp-Wasseranwendungen, der Körper zur Eigenarbeit angeregt. Wickel erfordern etwas mehr Zeit als Güsse und kleine Bäder.

Wickelformen

Hier sind sie so aufgelistet, wie sie der geniale Beobachter Sebastian Kneipp erdachte. In ihrer Gesamtheit haben sie nach wie vor höchste Aktualität. Einzelne Formen haben mehr historischen Wert und sind im Wandel des medizinischen Weltbildes durch Anderes mehr in den Hintergrund gedrängt worden.

Der Armwickel

Die drei Tücher werden der Armlänge entsprechend ausgesucht. Der Armwickel reicht meist über den gesamten Arm einschließlich der Hand.

Er kann aber auch ohne Einschluss der Hand angelegt werden.

Unter den zu behandelnden Arm des Patienten wird erst das warme Woll- oder dicke Frotteetuch gelegt, darauf kommt das Zwischentuch und schließlich das nasse Tuch.

Der Patient legt seinen Arm darauf und nun wird erst das nasse Tuch von unten her über die Hand geschlagen, dann der ganze Arm im Zug- und Gegenzugverfahren fest eingepackt. Das Gleiche geschieht dann mit dem Zwischen- und Wolltuch.

Der Patient liegt im Bett und wird ganz zugedeckt. – Kein Lesen und keine andere Beschäftigung. Es ist darauf zu achten, dass, wenn die Hände miteingepackt sind, die Finger nicht abgeschnürt werden, damit keine ungewollte Stauung entsteht.

Ein Armwickel z. B. mit Topfen oder Lehm kann gut zur Entstauung bei Schwellungen verschiedener Art (eventuell mit nachfolgender Lymphdrainage) beitragen. Leidet jemand an chronisch kalten Händen ohne Verengungen der Arterien, ist ein beidseitiger kalter Armwickel, eventuell mit Essig oder Rosmarin, dreimal in der Woche angelegt, eine gute Hilfe (dabei können die Hände ausgespart werden).

Durch die enge reaktive Verbindung der Arme mit dem Herzen wird er häufig bei Patienten mit Herzbeschwerden wie Unruhe, Herzklopfen und Herzstolpern verschrieben und angewandt.

Bei rheumatischen Beschwerden ohne Zeichen akuter Entzündung wird der Armwickel mit heißem Heublumenabsud gemacht.

Der Armwickel

Indikationen:
Kalt zur Zirkulationsanregung, funktionelle Herzbeschwerden, gefäßbedingter Kopfschmerz (als Vorbeugung), akute Entzündungen; warm bei rheumatischen Beschwerden.

Gegenindikationen:
Schlecht reagierende Gefäße.

Der Halswickel

Auch mit einem Halswickel gehört man ins Bett!

Als nasses Tuch verwendet man am besten ein mehrfach der Länge nach zusammengelegtes dünnes Handtuch, dessen eine Hälfte in die jeweilige Flüssigkeit (kaltes Wasser, heißer Heublumenabsud) eingetaucht wird, die andere Hälfte schon als Zwischentuch weiter umgelegt verwendet wird.

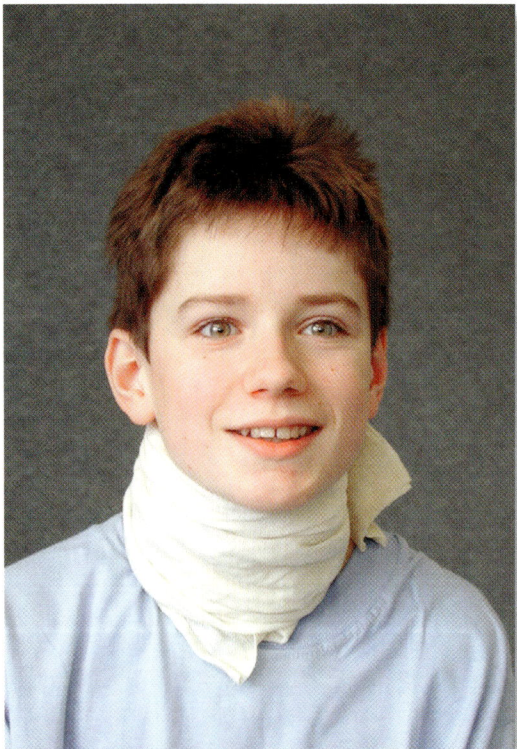

Der Halswickel wird je nach persönlicher Verträglichkeit angelegt; akute Halsentzündungen verlangen nach einem kalten Halswickel.

Dann legt man einen warmen Wollschal um den Hals oder zieht einen Rollkragenpullover darüber.

Schon bei leichtem Halskratzen oder rauem Hals sollte man einen kalten Halswickel anlegen.

Am besten am Abend vor dem Schlafengehen. Meist ist am nächsten Morgen das Kratzen weg.

Der Wickel kann abgenommen werden, wenn er warm ist. Es schadet aber nicht, damit einzuschlafen.

Neben dem kalten Halswickel kann man natürlich auch warme Halswickel, eventuell mit ätherischen Ölen, anlegen.

Bei den verschiedenen Möglichkeiten, den kranken Hals zu behandeln, soll auf die individuelle Bekömmlichkeit geachtet werden.

Der eine verträgt besser kalt, der andere warm. Es kommt dabei immer auf die Ausgangslage des Patienten und das aktuelle Krankheitsstadium an.

Kann jemand gut auf Kälte reagieren und ist die Entzündung mehr akut, dann wird er kalt als angenehm empfinden. Ist er aber schwächlicher, kreislaufmäßig nicht besonders gut dran und die Entzündung im subakuten Stadium, dann wird man eher warm behandeln.

Kalte Halswickel können auch temperaturmäßig allmählich abgesenkt werden.

Eine von der Autorin selbst mit bestem Erfolg angewandte Variante: Stellen Sie sich im warmen Badezimmer unter die warme Dusche. Nehmen Sie den Duschkopf in die Hand und führen Sie ihn an der rechten Halsseite beginnend mit ziemlich starkem Strahl immer von oben nach unten am Hals entlang zur linken Seite. Dies langsam wärmer werdend, so gut es auszuhalten ist, ca. 1 Minute lang.

Vorher richten Sie schon einen kalten Halswickel her und nach gründlichem Abtrocknen legen Sie den Wickel an und gehen sofort ins Bett. Schon während des heißen Abbrausens fühlt man eine wohltuende Erleichterung beim Schlucken.

Auch hier bitte beachten: Falls Schüttelfrost vorhanden ist – kein kalter Halswickel!

Abgesehen von Halsentzündungen ist ein Halswickel gelegentlich auch hilfreich bei Beschwerden einer leicht überschießenden Schilddrüse. In diesem Fall greift man zu kalten Lehmwickeln.

Auch bei Lymphknotenschwellungen durch krankhafte Veränderungen im Kieferbereich und in der Halsregion kann nach Abklärung durch den Arzt der kalte Lehmwickel Hilfe bringen.

Der Halswickel

Indikationen:
Kalt bei akuten Entzündungen im Mundhöhlen-Rachen-Bereich und in den Nebenhöhlen; warm bei subakuten bis chronischen Entzündungen.

Gegenindikationen:
Stärkere Abnützungen an den das Gehirn versorgenden Halsarterien.

Der Lendenwickel

Diese Wickelform wird sehr häufig verwendet. Sei es als Lendenwickel in der klassischen Form oder auch zum Festhalten verschiedener Auflagen in dieser Gegend.

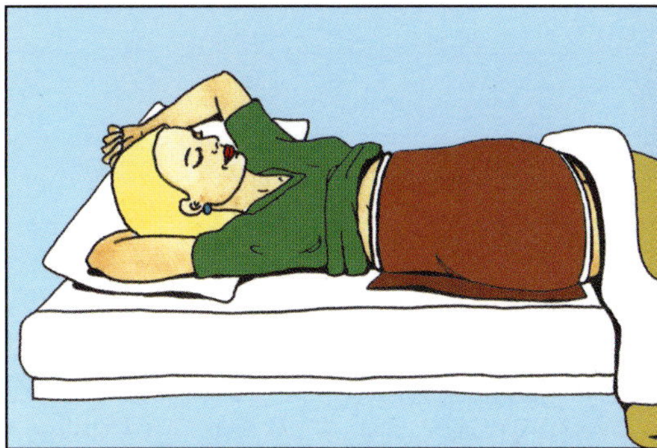

Der Lendenwickel beeinflusst besonders die Bauch-Organe.

Wolldecke und Zwischentuch werden am besten gleich ins Bett gelegt und der Patient sollte schon eine Weile zugedeckt darauf liegen, ehe man mit dem nassen Tuch oder der Auflage kommt. Der Patient muss gut durchwärmt sein, besonders wenn es um einen kalten Wickel geht. Das nasse Tuch wird rasch unter dem Gesäß durchgezogen und der Wickel im Zug- und Gegenzugverfahren angelegt. Er reicht von der Mitte Oberschenkel bis über den Nabel. Als kalter Lendenwickel findet er Verwendung, hauptsächlich um die Funktion der Organe des Bauchraumes zu harmonisieren.

Als **Leibauflage** (vierfach zusammengelegtes Tuch nur am Bauch bzw. Magen) bringt er bei gastritischen Reizzuständen Erleichterung.

Handelt es sich aber um Blähungen oder sonstige spastische (krampfartige) Beschwerden, wird man einen warmen Wickel mit Heublumen oder eine warme Auflage vorziehen. Bei den Erkrankungen des Magen-Darm-Traktes haben die Heilpflanzen vorrangige Bedeutung. Sie haben auch in der Zeit moderner pharmakologischer Möglichkeiten nichts an Bedeutung verloren. Einzelne Funktionsstörungen und Erkrankungen sind nach wie vor ihre Domäne und darüber hinaus können sie ergänzend wirken. Nicht zu vergessen ist eine auf die Krankheit abgestimmte Ernährung.

Auch zum Auflegen eines **Heublumensackes** (z. B. im Kreuz oder am Bauch) ist der Lendenwickel notwendig. Nur dann sitzt der Heusack auch ordentlich. Er wird an Stelle des nassen Tuches angebracht.

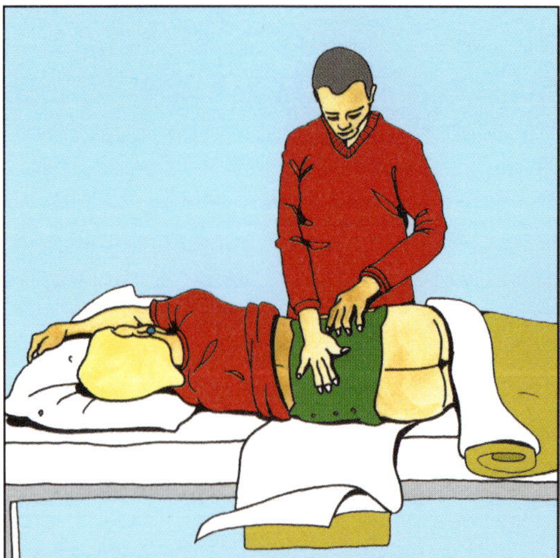

Ein warmer Heusack, auf das Kreuz gelegt, lindert Regelkrämpfe.

Der Lendenwickel

Indikationen:
Der kalte Lendenwickel und kalte Auflagen bei funktionellen Störungen des Bauchraumes, insbesondere bei „Darmträgheit“ mit einer verlangsamten Darmpassage. Warm bei krampfartigen Schmerzen innerer Organe.

Gegenindikationen:
Die subjektive Verträglichkeit und das Ansprechen sind entscheidend.

Der Brustwickel

Die Technik ist die gleiche wie beim Lendenwickel, er sitzt nur entsprechend höher. Nach ärztlicher Verordnung kann er hilfreich eingesetzt werden bei Lungen- und Rippenfellentzündung (neben Antibiotika). In diesem Fall entweder im Wechsel von heiß und kalt oder bei höherem Fieber nur kalt, eventuell mit Topfenzugabe. Auf alle Fälle ärztlichen Rat einholen! Als warmer Wickel mit ätherischen Ölen bei katarralischen Infekten bei Kindern, in der Phase der trockenen Entzündung.

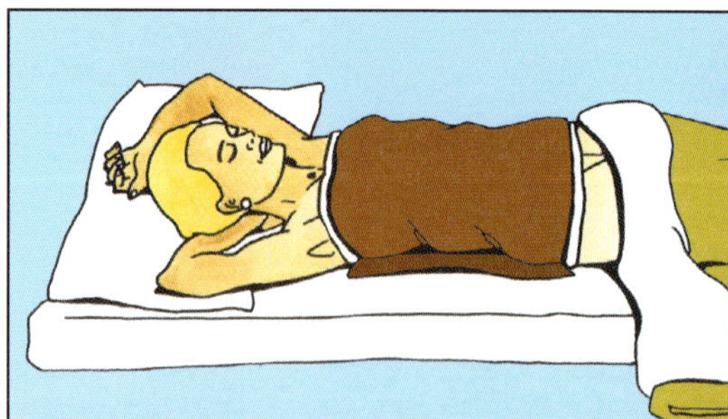

Der Brustwickel ist die Kneippanwendung bei Erkrankungen der unteren Atemwege.

Der Brustwickel

Indikationen:
Kalt und später schweißtreibend bei fieberhafter Bronchitis und zur Unterstützung bei Lungen- und Rippenfellentzündung. Vor allem durch Viren hervorgerufene Lungenentzündungen, gegen die Antibiotika unwirksam sind. Wenn möglich, sollte immer dem schweißtreibenden Wickel der Vorzug gegeben werden.

Gegenindikationen:
Schwerere Herz-Kreislauf-Erkrankungen. Die Entscheidung liegt beim Arzt!

Der Kurzwickel

ist eine Kombination aus Lendenwickel und Brustwickel. Er reicht von der Mitte Oberschenkel bis unter die Achselhöhle. Er ist jene Wickelform, die vorwiegend als schweißtreibend eingesetzt wird. Damit haben schon unsere Großmütter frappierende Erfolge erzielt und heute ist er nicht nur nicht überholt, sondern kann eine nicht unwesentliche Lücke im Gesamttherapie-Konzept schließen. Bedauerlicherweise wird er zu wenig eingesetzt. Wer es versucht, wird von der Wirkung überzeugt sein!

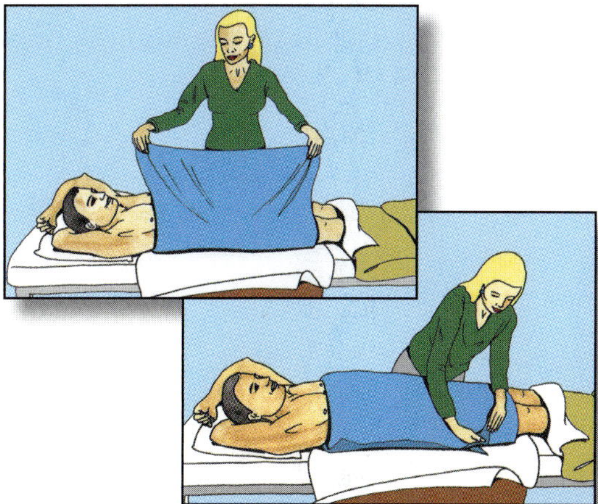

Der Kurzwickel – fachmännisch im Zug-Gegenzugverfahren angelegt – bringt schnell Erfolg bei fieberhaften Infekten.

Der Kurzwickel wird auch verwendet, wenn ein Ober- oder Unteraufschläger angelegt wird. Wobei der Oberaufschläger mit dem nassen Teil nur Bauch und Brust, die Oberseite bedeckt, der Unteraufschläger nur den Rücken einschließlich Gesäß.

Der Kurzwickel

Indikationen:
Der schweißtreibende Kurzwickel bringt mehrfach günstige Wirkung bei fieberhaften Infekten (immunstimulierend, fiebersenkend, kreislaufanregend); als Zusatztherapie bei Lungen-Rippenfell-Entzündungen.

Gegenindikationen:
Herz-Kreislauf-Schäden, Tumorbildungen. Die Entscheidung liegt beim Arzt!

Der Unterwickel

Er ist eine weitere flächenmäßige Vergrößerung eines Wickels.

Er schließt auch die Beine mit ein. Ein entsprechend großes Wolltuch und Zwischentuch werden im Bett hergerichtet, so dass der Patient beim Draufliegen so viel Platz hat, dass die Füße von unten her eingeschlagen werden können. Oben reicht er wieder bis unter die

Achselhöhle. Beim Wickeln ist besonders darauf zu achten, dass die Beine nicht Haut auf Haut liegen, sondern das nasse Tuch zwischen die Beine gelegt wird. Zwischentuch und Wolltuch können dann beide Beine umschließen. Er hat aber mehr historische Bedeutung und wird kaum mehr eingesetzt.

Der Schal

Um Schultern und Brust gut einzupacken, bedarf es des **Schals.** Eine der Länge nach zur Hälfte zusammengelegte (oder eine schmale) Wolldecke und ein zur Hälfte zusammengelegtes (auch der Länge nach) Leintuch werden so hingelegt, dass der Patient mit dem Kopf nur zu einem Drittel über die Tücher hinausragt. Die Tücher müssen über den Ohren abschließen!

Dann wird das entsprechende nasse Tuch (siehe Skizze) oder eine heiße Auflage (z. B. Heublumensack bei Husten) aufgelegt und von oben her werden die Wickeltücher fest angelegt. Arme und Brustkorb müssen durch ein dazwischenliegendes Handtuch getrennt werden.

Der Schal

Indikationen:
Als Heusack bei muskulären Beschwerden, die von degenerativen Veränderungen der Hals- und oberen Brustwirbelsäule oder von Fehlhaltungen herrühren, u. a. Nacken-Schultergürtel-Beschwerden bei längerer Computerarbeit.

Gegenindikationen:
Herz-Kreislauf-Schwierigkeiten.

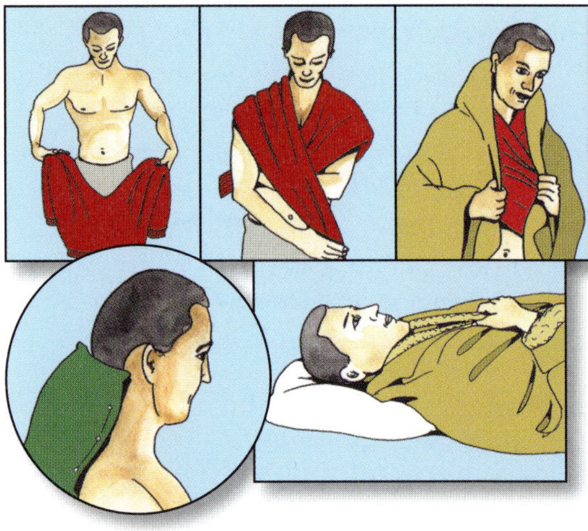

Der Schal hilft, Verspannungen und Beschwerden im Nackenbereich zu lindern.

Der Beinwickel

Der Beinwickel reicht einschließlich des Fußes bis zur Leiste bzw. Hüfte (verlängerter Beinwickel). Die Technik ist die gleiche wie beim Armwickel.

Er eignet sich vorzüglich zur Vorbeugung, bringt aber auch Erleichterung bei Venenentzündungen. Krampfadern im nicht entzündlichen Zustand sollten häufig mit Beinwickeln unter Zusatz von Molke oder Topfen behandelt werden.

Im Klimakterium, wenn es zu starken Wallungen kommt, sind Beinwickel, kühl angelegt mit einem Zusatz beruhigender Kräuter, eine oft erprobte Hilfe.

Die überschießende Wärmeentwicklung besonders im Kopf wird schonend nach unten abgeleitet und bringt dadurch eine echte Erleichterung.

Da mit dem Wadenwickel annähernd der gleiche Effekt zu erzielen ist, wurde der Beinwickel in den Hintergrund gedrängt.

Der Beinwickel

Indikationen:
Krampfadern, besonders gegen nächtliche Krämpfe. In der Serie bei klimakterischen Beschwerden und gefäßbedingten Kopfschmerzen.

Gegenindikationen:
Chronisch rheumatische Beschwerden.

Der Wadenwickel

Der einfache Wadenwickel, ein erprobtes Mittel, um Fieber auf ein erträgliches Maß herabzusetzen, lässt sich mit zwei Handtüchern (ein dünnes und ein Frotteetuch) gut durchführen. Das dünne wird zur Hälfte in kaltes Wasser eingetaucht, um eine Wade gelegt und die andere Hälfte als Zwischentuch darüber. Mit dem dicken Frotteehandtuch oder einem Wollschal wird die ganze Wade im Zug- und Gegenzugverfahren eingepackt. Immer wird jedes Bein extra gewickelt.

Da es sich beim Wadenwickel fast immer um einen wärmeentziehenden Wickel handelt, wird das nasse Tuch nicht zu stark ausgewrungen oder auch mit kaltem Topfen bestrichen. Der Wickel bleibt oben, bis er warm ist, und kann dann, falls das Fieber oder die lokale Entzündung noch ausgeprägt ist, erneuert werden.

Nasse Strümpfe oder **Essigsöckchen** haben praktisch die gleiche Wirkung. Dazu verwenden Sie ein Paar Leinen- oder Baumwollstutzen, aus denen der Rand-Gummi entfernt wurde, als nassen Teil und ein Paar Wollstutzen, ebenfalls ohne Gummi, als wärmenden Teil oben darüber. Keine Kunstfaser verwenden, denn die saugt kein Wasser! Den Patienten gut zudecken und in Ruhe abwarten, bis die Strümpfe warm geworden sind, dann abnehmen.

Durch die wärmeentziehende nasse Schicht werden das Fieber bzw. die lokale entzündliche Wärme auf ein erträgliches Maß gesenkt und die Prozedur wird bei sichtbarem Erfolg abgebrochen. Das Fieber soll ja nicht ganz weggebracht werden, nur will man die unangenehmen Begleiterscheinungen verringern. Kopfschmerzen, Unlustgefühl und allgemeine Mattigkeit gehen zurück und der Patient fühlt sich wohler.

Nasse Strümpfe oder Wadenwickel eignen sich auch sehr gut, um nächtliche Schlafstörungen zu beheben.

Bei Durchschlafstörungen legt man vorsorglich die nassen Strümpfe zum Bett, damit man sie gleich zur Hand hat, wenn man aufwacht. Sucht man sich erst mitten in der Nacht die einzelnen Teile zusammen, ist wohl kaum mehr an ein Einschlafen zu denken. Im Allgemeinen kann

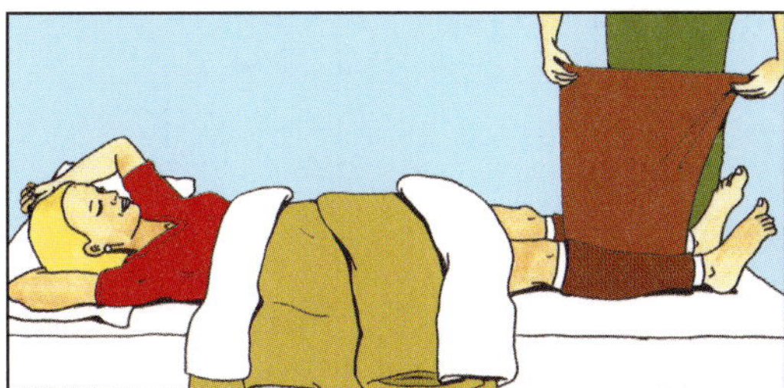

Der Wadenwickel ist unverzichtbar, wenn eine Fiebersenkung erwünscht ist.

man diese einfache Anwendung über einen längeren Zeitraum hindurch allabendlich machen und erreicht damit allmählich wieder einen normalen Schlafrhythmus.

Unterstützend können entspannende, schlaffördernde Tees getrunken werden. Der Tag soll lieber mit einem netten Buch als vor der Flimmerkiste oder vor dem Computer ausklingen. Kalte Wadenwickel haben sich in letzter Zeit vieltausendfach als probates Mittel gegen nächtliche Krämpfe als Folge von Krampfadern bewährt.

Der Wadenwickel

Indikationen:
Fiebersenkung, Schlafstörungen, durch Krampfadern verursachte nächtliche Wadenkrämpfe.

Gegenindikationen:
Durchblutungsstörungen der Beine, Kaltfuß.

Auflagen

Sie wurden schon wiederholt kurz erwähnt.

Es ist eine Art von Wickeln, bei denen nur kleinere Stellen mit der feuchten Auflage bedeckt sind, die mit den entsprechenden Wickeltüchern gut eingepackt werden.

Wir kennen **kalte** und **warme** Auflagen, deren Wirkung ähnlich wie bei den Wickeln ist. Sie werden vorwiegend auf Körperregionen aufgebracht, die mit inneren Organen korrespondieren, so genannte Head'sche Zonen, z. B. auf der linken vorderen Thoraxseite, um auf das Herz oder im rechten Oberbauch, um auf die Gallenblase einzuwirken.

Kalte Auflagen

werden meist bei entzündlichen Prozessen verordnet und oft mit dem Zusatz von Topfen oder Lehm gemacht.

Der Topfen oder Lehm wird breiartig abgerührt, wie eine Salbe messerrückendick auf ein Leinentuch gebracht, ein Stück Gaze darüber gelegt und dann mit Zwischentuch und Wolltuch gut eingewickelt. Statt Gaze kann man auch ein Stück alten Vorhang verwenden oder ein ganz dünnes ausgewaschenes Leinenstück.

Es dient dazu, die aufgestrichene Masse festzuhalten. Die Auflage bleibt so lange oben, bis sie warm ist. Bei lokalen Entzündungen, z. B. Knie-, Hand- oder Schultergelenk, wirken kalte Auflagen schmerzstillend und beruhigend.

Die entzündungshemmende Eigenschaft sowohl der Kälte als auch des Milchproduktes oder Lehms wird hierbei ausgenützt.

Kalte Auflagen

Indikationen:
Nicht organisch bedingte Herzrhythmusstörungen, alle akut entzündlichen Prozesse am Bewegungsapparat, akute stumpfe Verletzungen (Prellungen, Zerrungen).

Gegenindikationen:
Schwerere organische Herzerkrankungen, insbesondere instabile Angina pectoris.

Die Kryotherapie mit Temperaturen unter 0 Grad C hat die kalten Kompressen etwas zurückgedrängt. – Als Herzkompresse gegen Herzjagen sehr günstig!

Warme Auflagen

werden dann verwendet, wenn man an einer Stelle eine besondere Wärmewirkung erreichen will.

Das entsprechend große Leinentuch wird mehrfach zusammengelegt und mit heißem Wasser oder Kräuterabsud getränkt und gut ausgedrückt (Gummihandschuhe sind zweckmäßig).

Zwischentuch und Wolldecke sind bereits im Bett vorbereitet, dann kommt die heiße Auflage an den Patienten.

Aufpassen, dass keine Verbrennung entsteht. Der Patient entscheidet, ob ihm die Temperatur recht ist! Warme Auflagen haben die Aufgabe, konzentriert Wärme an eine bestimmte Stelle zu bringen und dort eine Überwärmung zu verursachen. Die Oberflächengefäße werden durch die Wärme erweitert, Verspannungen oder Krampfzustände werden gelöst und chronische Entzündungen werden abgebaut.

Reflektorisch kann sich die zugeführte Wärme auf innere Organe auswirken (Arzt fragen!).

Besonders günstig sind warme Auflagen im Bereich des rheumatischen Formenkreises, sofern sich die Beschwerden im chronischen Zustand ergeben, z. B. bei einer Arthrose. Auch bei einer starken Muskelverspannung, zur Lösung krampfartiger Zustände sind warme oder heiße Auflagen am Platze.

Gallenkoliken werden mit einer heißen Heublumenauflage bis zum Eintreffen des Arztes und weiteren ärztlichen Behandlungen sehr gut beeinflusst.

Nicht angezeigt sind warme Auflagen bei Schmerzen im Bereich des rechten Oberbauches, wenn die Blinddarmfrage nicht geklärt ist.

Warme Auflagen

Indikationen:
Verspannungen und chronische Entzündungen am Bewegungsapparat, Lösung von Krämpfen innerer Organe.

Gegenindikationen:
Akute Entzündungen.

Zu den warmen bis heißen Auflagen gehört auch der

Heublumensack/Heusack

Er ist eine nach Kneipps Zeiten von seinem ärztlichen Mitarbeiter Dr. Kleinschroth eingeführte systematische Anwendung der altbewährten Heublumen.

Grundsätzlich handelt es sich um ein feuchtes Wärmedepot, mit dem man einige Zeit feuchte Wärme auf bestimmte Körperregionen aufbringen kann. Zur feuchten Wärme kommen noch die ätherischen Öle, die durch die Haut hindurchtreten und eine zusätzliche Wirkung entfalten.

Als Heublumen bezeichnet man die Blütenblätter und kleinen Gräserblätter, die bei der

Lagerung des Heus auf der Tenne abfallen und als Rest bleiben. Sie sind besonders reich an ätherischen Ölen und wären daher vorzuziehen. Der Handel kann allerdings schwer auf dieses wertvolle Abfallprodukt zurückgreifen. Er muss sich auf das Gesamtheu mit weniger Wirkstoffgehalt beschränken. Die feuchte Wärme bleibt aber gleich.

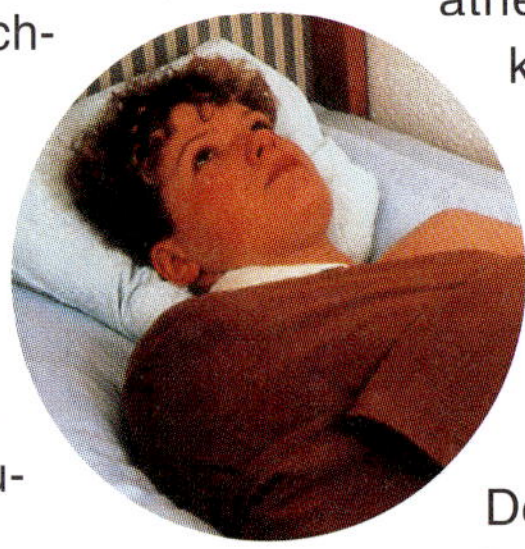

Neben den im Fachhandel (Reformhaus, Drogerie) erhältlichen fertigen Einmalheusäcken kann man dem konzentrierten Produkt den Vorzug geben, wenn man Zugang zu Heublumen am Land hat.

Zur Bereitstellung eines Heublumensackes brauchen Sie einen gröberen Leinensack in der Größe von ca. 30 x 40 cm, je nachdem, welche Körperstelle Sie damit behandeln wollen, und für diese Größe ca. 20 bis 30 dag Heublumen. Der Sack soll nicht prall gefüllt werden, sondern nur zu drei Viertel. Dann wird der Sack leicht mit Wasser besprengt und auf einem Rost mit Wasserdampf erhitzt (Schnellkochtopf bis auf den 2. Ring, abdrehen und 10 Minuten stehen lassen). Das Wasser soll den Sack nicht anweichen! Um ihn richtig anzulegen, bereitet man inzwischen die beiden Tücher (Zwischentuch und Wolltuch) vor und der Patient legt sich ins Bett.

Der Heublumensack ist nun sehr heiß und muss erst der Empfindlichkeit des Patienten angepasst werden. Dazu versucht man ihn auf einer Seite abzukühlen, nicht den ganzen Sack durchschütteln, weil ja noch Wärmereserven erhalten bleiben sollen. Dann wird er direkt auf die Haut gelegt und mit den Tüchern entsprechend festgewickelt. Der Patient wird, wie bei jedem Wickel, gut eingepackt und bleibt eine halbe bis drei viertel Stunde so liegen.

Nach ca. drei viertel Stunden ist die Wärmewirkung und damit auch die Verdunstung der ätherischen Öle vorbei und der Heusack kann abgenommen werden. Er wird nur einmal verwendet! – Der Patient wird nochmals leicht eingepackt und nach einer weiteren halben Stunde, falls noch eine Überwärmung besteht, kühl abgewaschen.

Der Heusack eignet sich ganz besonders zur Bekämpfung von tief sitzendem Husten, Verspannungen im Rückenbereich, zur „Entgiftung" während einer Fastenkur als Leberauflage (eine Begleitmaßnahme, die immer zweckmäßig ist).

Vorbeugend bei Leber-Gallen-Beschwerden ist ein Heublumensack vor dem Essen.

Wird eine warme Auflage während der Menses gemacht, ist darauf zu achten, dass man sie nicht auf den Bauch legt, sondern in die Kreuzgegend. Auf den Bauch gelegt führt sie zu ver-

Der Heusack

Indikationen:
Vorwiegend degenerative Veränderungen an den Gelenken, chronisch entzündliche Veränderungen am Bewegungs- und Stützapparat, Lösung von Krämpfen innerer Organe.

Gegenindikationen:
Akute Entzündungen, schwerere Herz-Kreislauf-Erkrankungen.

stärkten Blutungen, während sie am Rücken reflektorisch die Verkrampfungen löst. Die krampflösende Wirkung kommt bald zum Tragen.

Andere warme oder heiße Auflagen wie Foenum graecum (Bockshornkleesamen), Lehmpflaster oder Leinsamenpflaster können u. a. erfolgreich angewandt werden, um einen Abszess „zum Reifen“ zu bringen.

Der Zusatz wird mit Wasser zu einem Brei gekocht, sehr heiß auf einen Leinenlappen aufgestrichen, soweit verträglich aufgelegt, eingepackt und nach 20 Minuten abgenommen. Eventuell wiederholen.

Durch die lokale Hitze zieht sich das entzündliche Infiltrat zusammen, „schmilzt“ und entleert sich nach außen.

Dämpfe

haben zu Kneipps Zeiten noch eine große Rolle gespielt, fallen aber heute weniger ins Gewicht.

Geblieben ist nur der Kopfdampf = Inhalieren.

Dazu kann man eine Teekanne mit kochendem Wasser sehr gut verwenden – mit entsprechenden Zusätzen, z. B. Eukalyptus, Kamille oder Heublumen. Auch Salbei und Pfefferminze sind geeignet.

Die Kanne oder ein Topf mit Deckel wird auf einen festen Untergrund gestellt (keine wackeligen kleinen Tischchen verwenden!), der Patient davor gesetzt und ein Handtuch und eine leichte Decke über seinen Kopf gestülpt.

Bei der Teekanne kommt der Dampf aus dem Schnabel, beim Topf muss der Deckel langsam schrittweise geöffnet werden.

Man inhaliert ca. 10 Minuten, trocknet sich gut ab und bleibt noch mindestens eine halbe Stunde im warmen Raum.

Eventuell kann man eine kühle Waschung folgen lassen, besonders wenn man schwitzt und anschließend ins Freie muss.

Neben diesen improvisierten Methoden gibt es aber heute bereits sehr gute, leicht zu handhabende Inhalatoren im Fachhandel. Dabei muss man Dampfinhalatoren von Aerosol-Geräten unterscheiden.

Während erstere eine feuchte Dampfinhalation, eventuell mit Zusatzstoffen, bringen, können mit Aerosol (Ultraschallvernebelung) Medikamente in die Lunge eingebracht werden.

Beim Inhalieren wird durch Mund und Nase geatmet.

Eine Dampfbehandlung für den ganzen Körper haben wir in Form des Dampfbades.

Dämpfe

Indikationen:
Akute katarralische oder chronisch entzündliche Erkrankungen der Atemwege, eventuell in Kombination mit Antibiotika usw.

Kneippanwendungen für Kinder

Zitat Sebastian Kneipp: „Meine Lehre ist für alle da!“ – also auch für Kinder, die ihm ja ganz besonders am Herzen lagen. Wie sollen wir zu gesunden Menschen kommen, wenn wir nicht gesunde Kinder heranziehen? Getreu dem Grundsatz: „Früh übt sich, wer ein Meister werden will!“ Man kann auch sagen: „Wer sein Leben meistern will“!

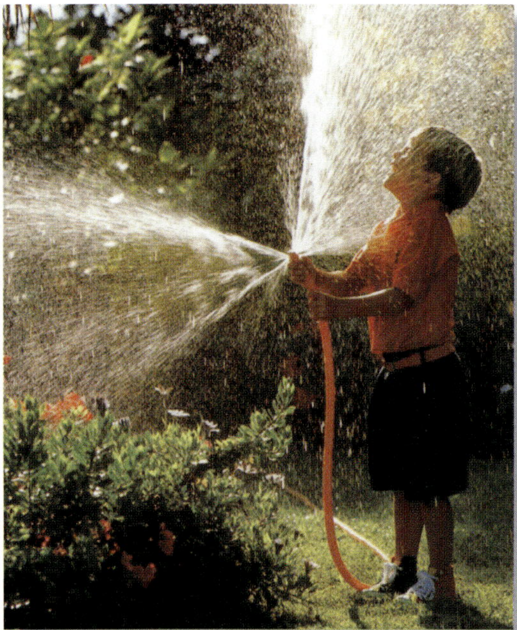

Die meisten Kinder lieben das Wasser! Aber Achtung: Ihr Wärmehaushalt ist weniger stabil!

Zitat Kneipps: „Von den Müttern (und Vätern) und von den Erziehern. Das Kind muss abgehärtet werden. Glücklich und 10-mal glücklich das Kind, das eine abgehärtete Mutter hat.“ Das Beispiel ist noch immer die beste Lehre!

Wir wollen ja Krankheiten verhüten und das kann nur gelingen, wenn wir dem Kind die Möglichkeit geben, in einen gesunden Lebensstil hineinzuwachsen und seine Abwehrkräfte zu stärken. Natürlich muss dabei dem zarteren Organismus des Kindes Rechnung getragen werden.

Es gelten in Fragen der Dosierung, wie Dr. Angele in seinem Buch „Kindersorgen – Sorgenkinder“ betont, nicht die gleichen Grundsätze wie beim Erwachsenen. Das Kind darf auch nicht als „kleiner Erwachsener“ gewertet werden.

Die Reaktion auf eine Wasseranwendung ist zwar beim Kind und beim Erwachsenen im Prinzip gleich, doch verlangen die physiologischen Unterschiede deutliche Dosierungsunterschiede. Der Wärmehaushalt des Kindes ist gegenüber dem des Erwachsenen weniger stabil.

Es haben sich folgende Regeln gut bewährt: Je kleiner und jünger das Kind, umso kürzer sollen die Wasseranwendungen dauern. Die Temperaturdifferenz zur Körpertemperatur muss geringer sein als beim Erwachsenen – also kein

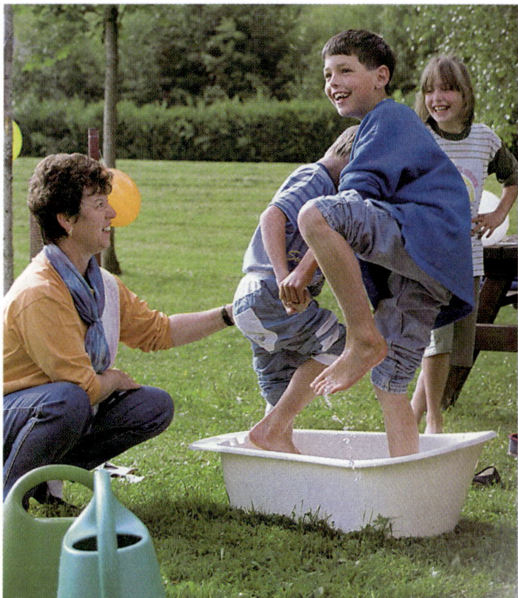

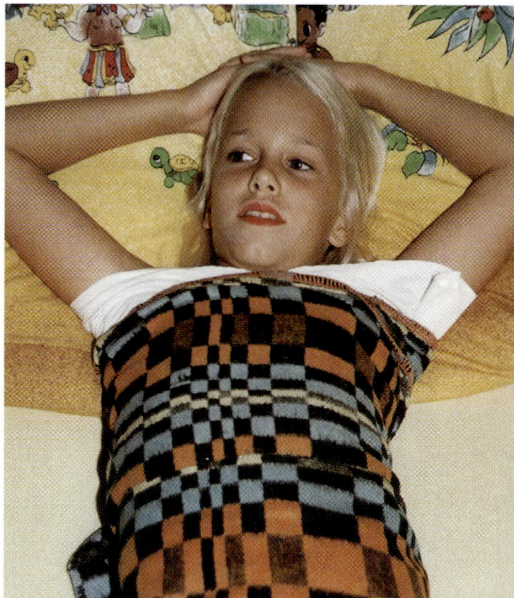

brunnenkaltes Wasser. Die Zahl der Anwendungen soll mit dem zunehmenden Alter gesteigert werden.

Bei warmen Anwendungen muss auf die gesteigerte Wärmeempfindlichkeit der Kinder Rücksicht genommen werden.

Um Kindern auch in Krankheitszeiten mit Kneippanwendungen (Wickeln, Bädern und dergleichen) helfen zu können, sollte man die Kinder spielerisch dazu hinführen. In gesunder Zeit einmal ein Wickel gemacht, nur so aus Spaß, dann weiß das Kind, wie es ist und wird sich in kranken Tagen viel leichter behandeln lassen.

Zum frühkindlichen Einstieg hat sich das Wassertreten sehr bewährt. Gemeinsam mit den Eltern sind auch Dreijährige schon dazu bereit.

Das Gleiche gilt für die Sauna, wo nach dem trockenen Heißluftbad (ohne Aufguss) ein kalter Abguss gemacht werden sollte.

Weiters lohnt der Versuch schon beim Kleinkind regelmäßig nach dem Bad eine kühle bzw. temperierte Abwaschung vorzunehmen und dann sofort trockenzureiben. Drei- bis Vierjährige vertragen durchaus schon zwei- bis dreimal in der Woche einen kleinen Guss.

Ab 5 Jahren sollte es zur Gewohnheit werden, nach jedem Bad oder Duschen einen kühlen Abguss zu machen. Die Kinder dürfen dabei herzhaft herausschreien, damit sie gut durchatmen.

Früh eingeführt und trainiert können Acht- bis Zehnjährigen die gleichen Belastungen wie Erwachsenen zugemutet werden.

Zum Beispiel täglich morgens eine kalte Oberkörperwaschung, die sich ganz besonders gut bei Kindern auswirkt, die schwer aufstehen, eine lange morgendliche Anlaufzeit haben und in den ersten Unterrichtsstunden dahindösen. Im Laufe des Tages kann ein kaltes Armbad folgen und abends Wassertreten. 1-mal wöchentlich ein Saunabesuch.

Es kommt gelegentlich eine Phase, in der die Kinder sich gegen alle diese Maßnahmen ablehnend verhalten. Es ist dies eine ganz natürliche Reaktion, die Pubertät kündigt sich an. Hier einen Zwang auszuüben, wäre vollkommen falsch. Man würde das Gegenteil erreichen. Besser ist das Vorleben gesundheitsbewusster Lebensgestaltung durch die Eltern.

Andererseits sollen auch keine Gesundheitsfanatiker heranwachsen, die letztlich in Neurosen oder in Magersucht oder Bulimie enden.

Viele der jetzt schon reifen jungen Menschen (über 20 Jahre) sind durch Lenkung im Elternhaus, in der Schule und auch in einem modernen und ansprechenden Vereinsleben zu gesundheitsbewussten Gliedern der Solidargemeinschaft geworden.

Dass Sebastian Kneipp ein ganz besonderes Herz für Kinder hatte, zeigt sich darin, dass er die Kneipp'sche Kinderheilstätte gegründet hat, die heute noch, häufig besucht, in Bad Wörishofen existiert.

Was einmal ein Asyl für Schwache war, ist heute ein modernes Kinderrehabilitationszentrum, das von den deutschen Krankenkassen beschickt wird. Modernste Möglichkeiten stehen zur Verfügung, ohne von dem alten Gedanken Kneipps von der Abhärtung und dem „helfet und lehret einander“ abzuweichen.

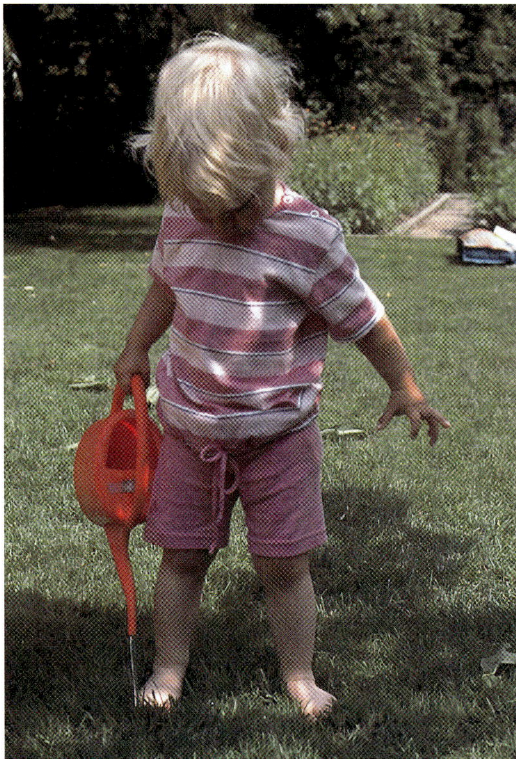

Früh übt sich...

Kneipp-Kur – Kneippen zu Hause

Es sind dies die beiden Schienen des Einsatzes der Kneipptherapie. Dieses Buch soll der Selbsthilfe zu Hause dienen und will Wegweiser für Vorbeugung und Abhärtung sein. Es beinhaltet aber auch Anweisungen zum Einsatz der Kneipp'schen Hydrotherapie in der Akutmedizin und bei chronischen Krankheiten. Eine breite Palette zum Teil als alleinige Therapie, zum Teil als Ergänzung anderer Behandlungsmaßnahmen. Wo die Eigeninitiative endet und ärztliche Hilfe unentbehrlich wird, haben wir deutlich unterstrichen. Vermeintlicher Nutzen könnte sonst zum Schaden werden!

Die kurmäßige Behandlung in einer Kuranstalt sollte mindestens 3 bis 4 Wochen dauern. Neben den ärztlich verschriebenen und vom Fachpersonal durchgeführten Anwendungen spielen noch andere Heilfaktoren mit. Eine Kur, ganz gleich welcher Art, ist vor allem ein Ausspannen und ein Distanzieren vom Alltag (ohne Handy und PC!). Dazu kommen der Klimawechsel und die übrige heilsame Umgebung.

Die Auswahl an Kurhäusern ist groß, so dass jeder nach seinem Geschmack wählen kann.

Eine Kur darf nicht als Urlaub verstanden werden! Darauf sollte man sich von Anfang an einstellen. So mancher Kurerfolg ist andererseits daran gescheitert, dass man zu aktiv war und alle Angebote, die sich ergaben, mitgemacht hat, von Bergwanderungen, Autotouren bis zu sportlichen Wettkämpfen.

Die Kuranwendungen allein, wenn sie ordnungsgemäß durchgeführt werden, in Verbindung mit einem dosierten Bewegungstraining und eingeplanten Mußestunden, beanspruchen den Kurgast den ganzen Tag. Nicht nur das „bisserl Baden, Gießen oder Massieren“ ist es. Der Körper muss auf jeden Eingriff, und sei er noch so klein, reagieren. Und das braucht Zeit und Ruhe.

Wenn Sie sich einer Kur unterziehen, denken Sie daran, dass Sie sich mindestens einen Tag an die neue Umgebung anpassen müssen und die Intensität der Behandlung nach sanftem Beginn allmählich gesteigert werden darf. Der Kurarzt, der mit den örtlichen Möglichkeiten vertraut ist und der auf Grund der Untersuchungen die individuellen Notwendigkeiten im Kurplan zusammenstellt, wird dies berücksichtigen. Ein eigenmächtiges Fordern von Behandlungen („Ich weiß, was mir gut tut!“) ist meist nicht zielführend.

Nach einer Kur ist es zweckmäßig, nicht sofort mit der Alltagsbelastung zu beginnen.

Eingehende Untersuchungen an der Universität Marburg haben gezeigt, dass durch eine jährliche drei- bis vierwöchige Kur ein deutlicher Gewinn an Leistungsbereitschaft erzielt werden kann. Vor allem können auch gesundheitliche Mängel, die im Alltag störend wirken, ausgeschaltet werden. Senioren kann zu einem erfüllten Lebensabend geholfen werden!

Die Kneippbademeisterin, der Kneippbademeister

Zu einer ordnungsgemäß durchgeführten Kur gehört, neben dem behandelnden Arzt und einem guten Kurhaus, die Person, mit der Sie am meisten zusammen sind – der oder die Bademeister/-in.

Das Badepersonal führt die vom Arzt verordneten Anwendungen an Ihnen durch und beobachtet Ihre Reaktion darauf.

Die Bademeister/-innen werden in Österreich in staatlich anerkannten Lehrgängen, die von der Österreichischen Gesellschaft für Physiotherapie (Kneippärztebund) und dem Bund Österreichischer Kneippbademeister durchgeführt werden, und in Deutschland an der Sebastian-Kneipp-Akademie in Bad Wörishofen ausgebildet. Sie haben auf Grund dieser Ausbildung ein gründliches Wissen über die Kneipptherapie.

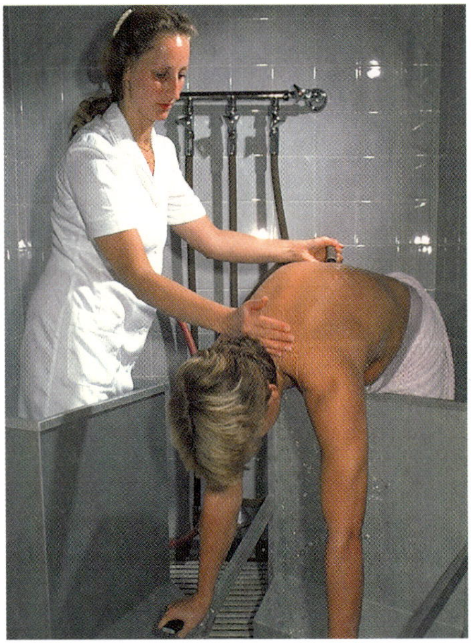

In laufend durchgeführten Fortbildungsseminaren wird dieses Wissen und Können ausgebaut und vertieft, so dass Sie sich mit Vertrauen in ihre Fürsorge begeben können.

Sie arbeiten immer mit dem behandelnden Kurarzt zusammen und haben seine Anordnungen genauestens zu befolgen.

Zur heutigen Kneippkur gehören auch Massagen und Sauna, die ebenfalls von den Mitarbeitern in der Badeabteilung beherrscht werden müssen. Auch vorbeugende Gymnastik und Unterwassergymnastik gehören zum Aufgabenbereich der Bademeister/-innen.

In manchen Kuranstalten werden noch sinnvolle Ergänzungen angeboten, die von speziell ausgebildeten Mitarbeiterinnen und Mitarbeitern ausgeführt werden.

Indikationen der Kneipptherapie

Die folgenden Tabellen wollen keinesfalls Vollständigkeit für sich in Anspruch nehmen, aber einen Überblick über die wichtigsten Einsatzgebiete geben.

Zur Erstellung der Diagnose und für eine differenziertere Therapie sollte immer der erfahrene Arzt zu Rate gezogen werden.

Hilfestellung darf von den Funktionären der Kneipp-Aktiv-Clubs erwartet werden. – Wenden Sie sich auch an:

Deutscher Kneippbund e. V.,
D-86825 Bad Wörishofen, Adolf-Scholz-Allee 6 – 8,
Telefon (0 82 47) 30 02-0
Internet: www.kneippbund.de · E-Mail: kneippbund@t-online.de

Österreichischer Kneippbund,
A-8700 Leoben, Kunigundenweg 10,
Telefon (0 38 42) 2 17 18
Internet: www.kneippbund.at · E-Mail: office@kneippbund.at

Schweizer Kneippbund,
CH-3007 Bern, Weissensteinstraße 35,
Telefon (0 31) 3 72 45 43
Internet: www.kneipp.ch · E-Mail: info@kneipp.ch

Vorbeugemedizin

	Hydrotherapie	Bewegungstherapie
Allgemeine Vorbeugung für Wohlbefinden und Leistungsbereitschaft	kalte Waschungen, Wassertreten, Güsse und Bäder (1 bis 2 Anwendungen tgl.), bei guter Verträglichkeit kalt, einmal wöchentlich Sauna	regelmäßiges Ausdauertraining, mindestens 3-mal wöchentlich
Gegen Kreislauferkrankungen, vorzeitige Alterung	wie oben	wie oben
Gegen rheumatische Erkrankungen	Kräuterbäder, 2- bis 3-mal wöchentlich, Hautbürstungen	regelmäßiges Bewegungstraining ohne schwerere Belastung der Wirbelsäule und der großen Gelenke
Zur Stärkung der Infektabwehr	tgl. morgens und abends eine Kaltanwendung und 1-mal wöchentlich Sauna	regelmäßiges Ausdauertraining, mindestens 3-mal wöchentlich
Gegen Schlafstörungen	Wassertreten, Kräuterbäder, kalte Wadenwickel beim Zubettgehen	regelmäßige körperliche Forderung, zügiger Abendspaziergang oder sonstiges Ausdauertraining, abends kein Kampfsport
Gegen Osteoporose, Krankheitsstadium beachten!	wechselweise Teilgüsse und Teilbäder, Unterwassergymnastik, Hautbürstungen, Kräuterbäder, 1-mal wöchentlich Sauna	Wirbelsäulengymnastik, viel Bewegung ohne Belastung, keine Tätigkeiten in gebückter Haltung, keine Überforderungen
Gegen vegetative Fehlsteuerungen, Befindensstörungen	täglich 2 Wasseranwendungen, Güsse oder Teilbäder, 2- bis 3-mal wöchentlich Kräuterbäder, Sauna	systematisch ausgebautes körperliches Training mit psychischem Gewinn
Einschlafen der Arme und/oder Beine	Im Wechsel kalte Teilbäder und Güsse, 1 bis 2 Anwendungen täglich, morgens Oberkörperwaschung, Hautbürstungen, beruhigende Kräuterbäder	regelmäßiges, systematisch aufgebautes Ausdauertraining

Ernährung	Phytotherapie	Ordnungstherapie
ausgeglichen bilanzierte Vollwerternährung	Früchtetee, für ältere Menschen Weißdorntropfen	gesundheitsorientierte Verhaltensweisen, optimale Freizeitnutzung, Beachtung biologischer Rhythmen
wie oben, Berücksichtigung von Stoffwechselstörungen (Zucker, Fett usw.), Gewichtsreduktion	Rosmarin, Weißdorn	Vermeidung von Disstress und Inaktivität, autogenes Training, Beachtung biologischer Rhythmen
ausgeglichen bilanzierte Vollwerternährung, Gewichtsreduktion, keine Eiweißüberlastung	Heublumen, Fichtennadel, Wacholder als Badezusätze; Brennnessel, Löwenzahn, Birkenblätter als Tee	auf richtige Haltung achten, Über- und Unterbeanspruchung vermeiden
vitaminbetonte Vollwerternährung	Früchtetee, Echinacea, Thuija	keine Über-, aber auch keine Unterforderung
Vollwerternährung, kleine und frühzeitige Abendmahlzeit mit wenig Eiweiß	Baldrian, Melisse, Hopfen, Johanniskraut, Lavendel	entspannende Abendbeschäftigung, besser ein entspannendes Buch als Fernsehen, keine belastenden Diskussionen
Vollwerternährung, reichlich Milchprodukte, Normalgewicht anstreben	Fichtennadel, Heublumen	ausgeglichene Lebensführung, keine körperlichen Überforderungen
vitaminbetonte Vollwerternährung, geregelte, kultivierte Nahrungsaufnahme	Baldrian, Kamille, Rosmarin, Fichte	Stressreduktion, Stressbewältigung, optimale Freizeitnützung, Berücksichtigung biologischer Rhythmen, Konfliktbereinigung
bedarfsgerechte Vollwerternährung	Rosmarin, Fichtennadel, Rosskastanie	Abbau von Disstress, optimale Freizeitnützung, Vermeidung von Genussgiften, Berücksichtigung biologischer Rhythmen

Akutmedizin: Jegliche Anwendungen – mit Ausmahme bei harmlosen,		
	Hydrotherapie	**Bewegungstherapie**
Akute katarralische Infekte	schweißtreibende Wickel, Halswickel, Inhalationen mit Heilpflanzen, zur Fiebersenkung Teilwaschungen, feuchte Strümpfe, kalte Wadenwickel	Ruhe, später allmähliche Belastung
Akute Störungen im Magen-Darm-Bereich, Erbrechen – Durchfall	Heublumenauflagen zur Krampflösung	Ruhe, später allmähliche Belastung
Akute Magenverstimmungen	Heublumenauflagen zur Krampflösung	möglichst Ruhe
Akute Gelenkentzündungen	kalte Kompressen oder Kältetherapie im Entzündungsbereich	strenge Ruhe, jede schmerzhafte Bewegung vermeiden, später allmähliche Mobilisierung
Akuter Weichteilrheumatismus	kalte Kompressen oder Kältetherapie im Entzündungsbereich, bei schlechter Verträglichkeit ev. milde Warmanwendungen, Kräuterbäder	wie oben
Herzrhythmusstörungen ohne schwere Organveränderungen, funktionelle Beschleunigung der Herzaktion, funktioneller Herz-schmerz	kalte Kompressen mit Essigwasser in der Herzgegend, kalte Armbäder im Intervall	ausgeglichene, regelmäßige Bewegung ohne Hetze und Zwang, mit allmählicher Steigerung der Belastung
Stabile Angina pectoris	bei auftretenden Beschwerden und vor Belastungen ansteigende Armbäder	Ausdauertraining nur mit ärztlicher Zustimmung und systematischem Aufbau, laufende Ergometerkontrollen
Kollaps und Kollapsneigung	morgendliche Oberkörperwaschung, kalte Arm- oder Fußbäder (ohne Güsse) nachmittags, abends Wassertreten, Kräuterbäder 3-mal wöchentlich Sauna	Morgengymnastik aus dem Liegen heraus, systematisch aufgebautes körperliches Training

banalen Infekten – nur mit Zustimmung des Arztes!

Ernährung	Phytotherapie	Ordnungstherapie
vitaminbetonte Vollwerternährung, eher kalorienreduziert	Anis, Fenchel, Kamille, Thymian, Echinacea, Thuija	keine psychischen und physischen Überforderungen
Haferschleim, Reisschleim, zerdrückte Bananen, ausreichende Flüssigkeitszufuhr, später Nahrungsaufbau	Kamille, Pfefferminze, Melisse, Gänsefingerkraut	keine physischen und psychischen Überforderungen
Nahrungskarenz, später allmählicher Nahrungsaufbau	Kamille, Pfefferminze, Melisse, Gänsefingerkraut	keine psychischen und physischen Überforderungen
Vollwerternährung, keine Eiweißüberlastung, Berücksichtigung von Stoffwechselstörungen	Brennnessel, Löwenzahn, Birkenblätter	keine psychischen und physischen Überforderungen
wie oben	Heublumen, Haferstroh, Schachtelhalm, Brennnessel, Löwenzahn, Birke	wie oben
Vollwerternährung, blähende Stoffe vermeiden, mehrere kleine Mahlzeiten, Stoffwechselstörungen und Übergewicht berücksichtigen	Adonisröschen, Besenginster, Weißdorn, Baldrian, Hopfen, Johanniskraut	Stressreduktion, Stressbewältigung, Kompensation, optimale Freizeitnützung, Beachtung biologischer Rhythmen
kalorienreduzierte Vollwerternährung, keine blähenden Stoffe, Berücksichtigung von Stoffwechselstörungen und Übergewicht	nur zusätzlich zur allopathischen Therapie Weißdorn und Melisse	Vermeidung psychischer und physischer Überforderung, dosierte Belastung, Beachtung biologischer Rhythmen
vitaminbetonte Vollwerternährung, geregelte Nahrungsaufnahme	Rosmarin, Fichte, Arnika, Herzgespann, Ginseng	wie oben

Bei einer Reihe akuter Erkrankungen können mit den fünf Komponenten der Kneipptherapie andere erforderliche Maßnahmen sinnvoll ergänzt oder in ihrer Wirkung gesteigert werden. Der zielgerichtete Einsatz muss allerdings dem erfahrenen Arzt vorbehalten bleiben.

Chronische Erkrankungen

	Hydrotherapie	Bewegungstherapie
Chronische Störungen des Magen-Darm-Traktes	bei Schmerzen Heublumenauflagen, Kräuterbäder	systematisch aufgebautes Ausdauertraining mit gleichförmigen Bewegungen
Chronische Atemwegserkrankungen	kalte Teilwaschungen, ansteigende Armbäder, Kräuterbäder, ansteigende Fußbäder, Hautbürstungen, feuchte Inhalationen, wenn möglich, einmal wöchentlich Sauna	Atemgymnastik, ausgeglichene, nicht überfordernde Bewegung, Wanderung in guter Luft
Bluthochdruck (bei mäßiger Erhöhung alleinige Therapie, sonst als Zusatz)	Oberkörperwaschung, regelmäßig kalte Teilbäder oder Teilgüsse (im Wechsel), Wassertreten, Kräuterbäder, einmal wöchentlich Sauna (wenn Blutdruck nicht über 200 mm Hg)	regelmäßiges Ausdauertraining, Wanderungen
Blutniederdruck	morgendliche Oberkörperwaschung, tgl. 2 Kaltanwendungen, 3-mal wöchentlich Kräuterbäder, Bürstenmassagen, 1-mal wöchentlich Sauna	Morgengymnastik aus der Ruhe heraus, regelmäßiges Ausdauertraining mit allmählicher Steigerung
Arthrosen der großen Gelenke	Heublumenpackungen, bei akuten Schüben kalte Packungen, Bewegung im warmen Wasser, warme Kräuterbäder	reichlich Bewegung ohne Belastung
Chronische Wirbelsäulenerkrankungen, Weichteilrheumatismus	Heublumenauflagen, bei akuten Verspannungen kalte Kompressen oder Eis, Bewegung im warmen Wasser, warme Bäder	reichlich Bewegung ohne Belastung, gezielte Wirbelsäulengymnastik
Arthrosen der Fingergelenke	Bewegung im warmen Wasser, Vermeidung von Unterkühlung, feuchte Hände sofort trocknen, Kräuterbäder, Hautbürsten	reichlich Bewegung ohne Belastung und ohne Durchblutungsdrosselung
Chronische Entzündungen der Unterleibsorgane der Frau	Heublumenauflagen, warme Sitzbäder, ansteigende Fußbäder	übermäßige Bewegung meiden

Ernährung	Phytotherapie	Ordnungstherapie
regelmäßige, kultivierte Nahrungsaufnahme, Vollwerternährung nach Verträglichkeit, würzen mit Kräutern	Kamille, Melisse, Tausendguldenkraut, Anis, Fenchel	Eustress, aber kein Disstress, Beachtung biologischer Rhythmen
vitaminbetonte, ausgeglichen bilanzierte Vollwerternährung	Eibisch, Malve, Spitzwegerich, isländisches Moos, Schlüsselblume, Lungenkraut, Thymian	strenge Nikotinabstinenz, ausgeglichene Lebensführung, stets sauerstoffreiche Umgebung suchen, Krankheitsbewältigung
kalorienreduzierte Vollwerternährung, keine Genussmittel (Kaffee, Alkohol), kultivierte Nahrungsaufnahme	Mistel, Olivenblätter, Baldrian, Melisse, Hopfen, Johanniskraut	ausgeglichene Lebensführung, optimale Entspannung in der Freizeit, autogenes Training, Yoga oder dergleichen, Beachtung biologischer Rhythmen, Krankheitsbewältigung
vitaminbetonte Vollwerternährung	Rosmarin, Fichte, Arnika, Herzgespann, Ginseng	keine psychische Über-, aber auch keine Unterforderung, optimale Freizeitnützung, Beachtung biologischer Rhythmen
kalorienreduzierte Vollwerternährung, Gewichtsreduktion	Heublumen, Schachtelhalm, Haferstroh	keine physischen Überforderungen, Krankheitsbewältigung
wie oben	Heublumen, Schachtelhalm, Haferstroh	wie oben
Vollwerternährung	wie oben	wie oben
Vollwerternährung	Gänsefingerkraut, weiße Taubnessel, Frauenmantel, Schachtelhalm	sexuelle Kontakte nach ärztlicher Empfehlung

Chronische Erkrankungen

	Hydrotherapie	Bewegungstherapie
Wechselbeschwerden (auch beim männlichen Wechsel)	tgl. 1 bis 2 kalte Güsse oder Teilbäder, Kräuterbäder bei Unterleibsbeschwerden, Heublumenauflagen	systematisch aufgebautes körperliches Training
Periphere Durchblutungsstörungen, nur Stadium I und II nach Fontaine ohne ärztliche Kontrolle	Stad. I: Wechselbäder der Beine, ansteigende Bäder, Bürstenmassage, warme Bäder mit Kräuterzusätzen Stad. II: ansteigende Bäder, Bürstenmassage, warme Bäder mit Kräuterzusätzen, Unterkühlung vermeiden	Beingymnastik, Bewegungsübungen mit Vorfüßen
Zentrale Durchblutungsstörungen	ansteigende Armbäder, Kräuterbäder, Bürstenmassagen, kalte Teilwaschungen	vorsichtig aufbauende Gymnastik, unter Ausschluss von Übungen, die Schwindel oder sonstige Beschwerden verursachen
Venenbeschwerden	kalte Knie- und Schenkelgüsse, abends kalte Wadenwickel, Wärme meiden	Beingymnastik, Bewegungsübungen mit den Vorfüßen, reichlich Bewegung allgemein

Rehabilitationsmedizin

	Hydrotherapie	Bewegungstherapie
Nach schweren Erkrankungen und Operationen	beginnend mit Waschungen,milden kleinen Güssen und allmählicher Ausdehnung und Intensitätssteigerung, Bürstenmassagen, anregende Kräuterbäder, Sauna mit Zustimmung des Arztes	Trainingsaufbau anfangs mit kurzzeitigen körperlichen Belastungen, mehrmals tgl. und Steigerung nach Verträglichkeit, Überforderung streng vermeiden
Bei coronarer Herzkrankheit – Anwendung nach Belastbarkeit – ärztliche Überwachung unbedingt erforderlich	in beschwerdefreien Phasen kalte Armbäder, Armgüsse, milde Wechselarmbäder, ansteigende Armbäder, kreislaufanregende Kräuterhalbbäder	sehr vorsichtiger, verträglichkeitsabhängiger Trainingsaufbau mit laufenden ergometrischen Kontrollen
Bei Bewegungsstörungen (rheumatisch bedingt, nach Unfällen und zentral bedingt)	Waschungen, Bürstenmassagen, Güsse vor allem an den gesunden Extremitäten, Kräuterbäder	aktive und passive Bewegungsübungen im Trockenen und im warmen Wasser (um 35 °C), Training der erhaltenen Funktionen zur Kompensation nicht behebbarer Ausfälle

Ernährung	Phytotherapie	Ordnungstherapie
vitaminbetonte, bedarfsgerechte Vollwerternährung	Mönchspfeffer, Schlangenwurzel oder Wanzenkraut, Rhabarber, Kamille, Heublumen	gesundheitsbewusste Lebensführung, sorgfältige Pflege der sozialen Kontakte, geistiges Training, Berücksichtigung biologischer Rhythmen
fettmodifizierte, bedarfsgerechte Vollwerternährung, Berücksichtigung von Stoffwechselstörungen	Ginkgo, Fichtennadel, Rosmarin	gesundheitsbewusste Lebensführung, Nikotinabstinenz
fettmodifizierte, bedarfsgerechte Vollwerternährung, kleine Mahlzeiten, Berücksichtigung von Stoffwechselstörungen	Ginkgo, Fichtennadel, Rosmarin (nur bei Normal- oder Niederdruck)	keine soziale Ausgliederung, Training von Kritik und Merkfähigkeit, Nikotinabstinenz
bei Übergewicht Kalorienreduktion, Vollwerternährung	Rosskastanie, Raute, Honigklee	gesundheitsorientierte Lebensführung
vitaminbetonte Vollwerternährung, kultivierte Nahrungsaufnahme	Arnika, Rosmarin, Ginseng, neben allenfalls notwendigen Medikamenten	Vermeidung psychischer Überforderung, autogenes Training, Training geistiger Aktivität, soziale Wiedereingliederung
nur kleine Mahlzeiten, gepflegte Nahrungsaufnahme, Vermeidung blähender Speisen, unmittelbar nach der Nahrungsaufnahme keine körperliche Belastung	Weißdorn, Herzgespann, neben allenfalls notwendigen Medikamenten	Ordnungstherapie im weitesten Sinne, autogenes Training, eventuell Psychotherapie, soziale Wiedereingliederung
vitaminbetonte Vollwerternährung, kultivierte Nahrungsaufnahme	Heublumen, Haferstroh, Fichtennadel	Situationsbewältigung, Ordnungstherapie im weitesten Sinne, ev. psychotherapeutische Hilfe, Vermeidung sozialer Ausgliederung

Anhang

Die Sauna – was man darüber wissen sollte!

Die **Wirkung der Sauna** beruht auf der Überhitzung des Körpers mit trockener Heißluft und anschließender Abkühlung durch kalte Luft und kaltes Wasser. Dazu sind gewisse **technische Einrichtungen** erforderlich, wie sie von der einschlägigen Industrie in einer unerhört bunten Palette angeboten werden. Abgesehen von öffentlichen Großsaunen und Anlagen für Wohngemeinschaften sind sie heute auch schon für den Einzelhaushalt erschwinglich.

Kernstück ist eine je nach Bedarf dimensionierte Heißluftkammer mit einer Innenauskleidung aus Holzarten, die optimal Feuchtigkeit aufnehmen und abgeben und nicht harzen.

Zu entspannter Haltung dienen Pritschen, die in zwei oder drei Etagen angeordnet sind, um verschiedene Temperaturbereiche anzubieten.

Auf Grund der physikalischen Gesetze steigen die Temperaturen von unten nach oben pro Stufe um ca. 10 bis 15 Grad C. Kleine Keile dienen der Beinhochlagerung – wie es bei Krampfadern zweckmäßig ist. Die Be- und Entlüftung ist für die notwendige Lufterneuerung von entscheidender Bedeutung und die Klappen werden von den Erzeugern optimal angeordnet.

Die erforderliche Hitze kann als Basiswärme von einer eventuell bestehenden Zentralheizung bezogen werden und die darüber hinausreichende Energie wird in der Regel von einem besonders konstruierten Elektroofen geliefert. Versuche, durch holzbefeuerte Öfen mehr Natürlichkeit zu bewahren, können heute als überholt bezeichnet werden. An Feuchtinstallationen sollten als Mindestausstattung eine Dusche und ein Anschluss mit einem Kneippgießschlauch vorhanden sein. Schwallbrause, Mantelbrause und Kaltwasserbecken können, müssen aber nicht zur Verfügung stehen. Zweckmäßig ist ein Liegeraum oder zumindest eine Liegeecke und die Möglichkeit, die Atemwege durch frische Luft abzukühlen.

Mit einem gewissen Stolz können die Repräsentanten der Kneipptherapie darauf hinweisen, dass sie durch ihre Informationen, die schon ein halbes Jahrhundert zurückreichen, maßgeblichen Anteil an der Verbreitung des Saunabades im mitteleuropäischen Raum haben. Ursprünglich auf Badeanstalten beschränkt, verfügt heute bald jeder zweite Haushalt über eine eigene Sauna oder eine Hausgemeinschaftssauna.

Die Sauna ist heute integrierter Bestandteil der Kneipptherapie. Die Überwärmung des Körpers in trockener Heißluft mit anschließender Abkühlung folgt gleichen Gesetzmäßigkeiten wie die Hydrotherapie.

Sie ist ein trockenes Heißluftbad, in dem sich der menschliche Körper durch Schwitzen abkühlen kann. Dies im strengen Gegensatz zum Dampfbad, wo das nicht möglich ist.

Im Übrigen ist die Wirkung der Sauna, sowohl was den unmittelbaren Effekt, als auch was den Langzeiteffekt durch wöchentliche Benützung, betrifft, bestens erforscht.

Auf diesen grundlegenden Erkenntnissen basieren die nachfolgenden Empfehlungen.

„Keine Hast und Eile" gilt als oberster Grundsatz. Zum Saunabesuch soll man sich 1-mal wöchentlich 2 bis 3 Stunden Muße gönnen. Ein rascher Besuch zwischen zwei Terminen kann nur zusätzlichen Stress bedeuten und wird keine Entspannung bringen.

Blase und Darm müssen vorher entleert werden und der Verdauungstrakt darf nicht mit ausgiebigen Mahlzeiten belastet sein.

Ausreichende Flüssigkeitszufuhr in Form von Fruchtsäften oder Tee fördern die Schweißproduktion.

Ein vorausgehendes **Duschbad** dient der Hygiene und bereitet die Haut für die Schweißabgabe vor. Die Heißluftkammer, deren Temperaturbereich zwischen 85 und 95 Grad C liegen soll, muss mit gut getrocknetem Körper aufgesucht werden.

In der Hitze ist jede unnötige Belastung (einschließlich Sprechen) zu vermeiden. In der Regel wird die sitzende Haltung bevorzugt. Niederdruckpatienten werden allerdings besser liegen und sich beim Abschluss der Überhitzung langsam aufrichten.

Eine eventuell bestehende **Vorkammer** mit Temperaturen von 50 bis 60 Grad C kann zum „Vorschwitzen", d. h. zur Einleitung der Schweißproduktion verwendet werden. Ein „Nachschwitzen" ist abzulehnen, da der Wechsel zwischen heiß und kalt möglichst abrupt erfolgen soll. Vielfach werden öffentliche Saunen über 95 Grad C aufgeheizt und wird damit ein unnötiger Energieaufwand getrieben. Die abgesonderte Schweißmenge liegt nämlich zwischen 85 und 95 Grad C am höchsten und nimmt bei höheren Temperaturen wieder ab. Im Übrigen beginnt die Schweißproduktion unmittelbar bei Aufsuchen der Heißluftkammer, wird aber erst sichtbar, wenn mehr produziert wird als gleichzeitig verdunstet.

Vor dem **Aufguss** sollen jedenfalls ausreichend Schweißperlen fließen und das wird in der Regel etwa 10 Minuten dauern. Ist es so weit, wird durch Aufgießen von Wasser auf erhitzte Steine am Saunaofen der Feuchtigkeitsgehalt der Heißluft und damit die Hitzeeinwirkung auf den Körper plötzlich gesteigert. Man bezeichnet dies als „Stoß ins Vegetativum", da die plötzliche Intensitätssteigerung ganz besonders energische, vom vegetativen Nervensystem gesteuerte Reaktionen erfordert.

Dem Wasser können ätherische Öle mit verschiedener Zusatzwirkung in nicht zu hoher Konzentration zugesetzt werden. Hochkonzentrierten Alkohol für den Aufguss zu verwenden, ist ein glatter Unfug. Dies kann böse Folgen nach sich ziehen.

Das viel geübte „Wacheln" zur Vermischung der sehr unterschiedlich temperierten Luftschichten bedeutet ein nicht zu unterschätzendes

Gefahrenmoment. Es wird dabei der um den Körper liegende, etwas kühlere „Luftmantel" weggeweht und damit kommt die volle Temperatur zum Tragen. Besonders bei Herz-Kreislauf-Patienten kann dies zu dramatischen Zwischenfällen führen.

In der Heißluftkammer muss es, wie erwähnt, zu einer ausreichenden Schweißproduktion kommen, die etwa 5 Minuten aufrecht erhalten werden soll. Daraus ergibt sich eine Gesamtdauer von etwa 12 bis 15 Minuten. Erwähnt sei noch, dass nicht jeder Mensch gleichermaßen schwitzt.

Das steuernde vegetative Nervensystem hat individuell verschiedene Grundeinstellungen und dadurch sind von Mensch zu Mensch verschiedene Reaktionsformen gegeben. Allerdings kann durch regelmäßigen Saunabesuch eine gewisse vegetative Umstimmung, das heißt bei schlecht Schwitzenden eine Verbesserung, erreicht werden.

Dem Aufenthalt in der Heißluftkammer folgt die **Abkühlung.** Man bedient sich des Wassers, da es die Temperatur 23-mal besser leitet als die Luft. Traditionsgemäß werden Kaltwasserbecken zu einem kurzen Tauchbad verwendet.

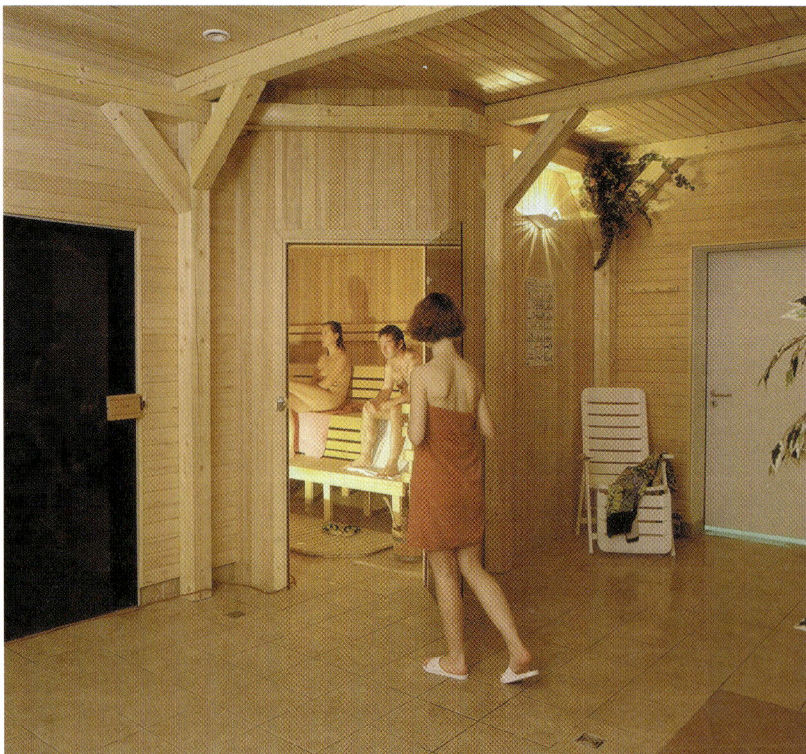

Die Sauna passt sehr gut zum Kneipp-Programm!

Dabei steigt allerdings der Blutdruck ganz erheblich an und deshalb ist es nur Kreislaufgesunden zu empfehlen. Wesentlich schonender und nicht minder wirksam ist die Abkühlung unter der Schwallbrause oder mit einem einfachen Kneippgießschlauch, aus dem das kalte Wasser ohne Druck fließt. Alle Körperregionen werden, von den Beinen beginnend, systematisch begossen.

Nach der Körperoberfläche sollen auch die Atemwege in einem **Frischluftraum** ausreichend abgekühlt werden.

Der Abkühlungsvorgang ist allerdings mit diesen kurzen Prozeduren noch nicht abgeschlossen. Vorerst ist die Körperschale abgekühlt, während der Körperkern, der sich in der trockenen Heißluft bis zu 1 Grad C erwärmen kann, allmählich durch Transport der überschüssigen Wärme an die Oberfläche zur Ausgangstemperatur zurückkehrt. Dazu sind etwa 10 bis 15 Minuten erforderlich.

Um den Ausgleich nicht zu stören, wird in dieser Zeit am besten Ruhe eingehalten. Aus diesen Erkenntnissen kann man für einen „Saunagang“ eine **Gesamtdauer** von mindestens einer halben Stunde ableiten.

Zwischen den Saunagängen – ihre Zahl darf je nach individueller Verträglichkeit zwischen 2 und 4 liegen – kann eine Massage eingeschaltet werden.

Die vielfach geübte Praxis, in angeschlossenen Frei- oder Hallenbädern zu schwimmen, wird unter Umständen den positiven Saunaeffekt in Frage stellen. Wenn, dann sollte das eher ans Ende der Sauna gesetzt werden.

Wie schon oben erwähnt, ist auf belastende Nahrungsaufnahme und Alkoholgenuss besser zu verzichten. Tee, Fruchtsäfte und Mineralwasser fördern die Schweißproduktion und Fruchtsäfte bringen zudem ausreichend Wirkstoffe für einen klaglosen Stoffwechselablauf im Organismus.

Wird die Sauna in der vorgezeichneten Weise benützt, kann man einen **Soforteffekt** in Form einer sowohl körperlichen wie psychischen Entspannung registrieren. Die viel entscheidenderen breit gefächerten **Langzeiteffekte** sind allerdings an einen Saunabesuch pro Woche gebunden.

Das kürzeste noch sinnvolle Intervall zwischen zwei Saunabesuchen wären 5 Tage. Ein kürzerer Zwischenraum bringt keinen Gewinn.

Die meist damit verbundene Hoffnung, raschest Gewicht abzunehmen, wird sich nicht erfüllen. In der Sauna verliert man nur Wasser, das vom Körper aus der Nahrung rasch wieder ersetzt wird.

Die Langzeiteffekte lassen die Sauna erst zu einem wahren Gesundbrunnen werden. Im Nachfolgenden sollen die Organwirkungen, die über das vegetative Nervensystem als übergeordnetes Regelsystem ausgelöst werden, dargelegt werden.

Der augenscheinlichste Effekt ist die schon erwähnte **Überhitzung und Abkühlung** (Soforteffekte). Die Körperschale – das sind die Haut und die darunter liegenden Unterhautschichten –, die eine durchschnittliche Normaltemperatur von etwa 30 Grad C hat, kann durch einen oben skizzierten Saunagang um bis zu

10 Grad C erwärmt werden. Die Temperatur des Körperkerns mit den inneren Organen steigt hingegen nur um durchschnittlich etwa 1 Grad C. Auch das bedeutet schon eine ansehnliche Erhöhung, da die Temperatur des Körperinneren im Gegensatz zur Oberfläche sehr konstant gehalten wird. Der Organismus, der um die Konstanterhaltung (Homoiothermie) sehr bemüht ist, versucht, die überschießende Wärme umgehend abzugeben. Das geschieht in erster Linie durch Erweiterung der Hautgefäße (die Haut rötet sich), in denen das ebenfalls erwärmte und die Wärmeenergie transportierende Blut abgekühlt wird.

Ist die Außentemperatur für die Wärmeabgabe zu hoch, dann tritt der zweite Regulationsmechanismus in Kraft. Es wird Schweiß produziert, der bei seiner Verdunstung dem Körper auch im Hitzemilieu Wärme entzieht. Um beide Schutzmechanismen nach der Heißluftkammer zu unterstützen, wird durch kaltes Wasser und frische Luft zusätzlich abgekühlt.

Durch Gefäßerweiterung und Schweißabgabe wird die Mobilisierung eines Regelkreises bewirkt, in dessen Zentrum, wie vorhin schon erwähnt, das **vegetative Nervensystem,** das unserem Willen nicht unterworfen ist, steht.

Die Hitze wird durch die Temperaturfühler in der Haut registriert und zu Zentren im Gehirn gemeldet. Von dort aus erfolgt einerseits die Weiterleitung an die Gehirnrinde, wodurch uns die Hitze zu Bewusstsein kommt und andererseits werden die Gefäßzentren, die für die Schweißabgabe zuständig sind, mobilisiert. Durch sie werden die Hautgefäße erweitert und die Schweißdrüsen zur Produktion angeregt. Dies so lange, bis die Temperaturfühler der Haut und im Körperinneren wieder normale Temperaturwerte melden. Wenn also der Körper nach der Hitzeeinwirkung mit kaltem Wasser und Luft abgekühlt ist, erfolgt eine Kältemeldung an die Zentren, die ihrerseits eine Verengung der Hautgefäße (auf die Hautröte erfolgt vorübergehend eine Blässe) und Einstellung der Schweißproduktion veranlassen.

Diese vegetativ bestimmten, durch den Wechsel von heiß zu kalt aktivierten Regelmechanismen sind Ausdruck und Ursache der Saunawirkung. Durch regelmäßigen Saunabesuch entsteht im vegetativen Nervensystem ein Trainingseffekt mit allmählicher **Normalisierung vorhandener Fehlsteuerungen,** wie unmotiviertem Schweißausbruch (Wallungen), unmotiviertem Herzklopfen (bei Aufregungen) oder funktioneller Störung der inneren Organe (Reizdarm und dergleichen).

Das ist ein völlig paralleler Vorgang zur systematischen Kneipp'schen Hydrotherapie und deshalb die sinnvolle Zusammenführung.

Vor allem kommt es zu einer Verbesserung der Immunlage, der Abwehr von eindringenden Krankheitserregern. Schon die erste Barriere – die Schleimhäute im Nasen-Mund-Rachen-Raum – wird durch verbesserte Durchblutung gestärkt und lässt Bakterien und Viren nur schwer passieren.

Darüber hinaus wird die Abwehrfähigkeit durch bestimmte weiße Blutkörperchen und durch Bestandteile der Blutflüssigkeit gefördert.

Nach neueren Untersuchungen liegt der Schluss nahe, dass eine Vermehrung von

Viren, die nur in lebenden Zellen erfolgen kann, blockiert wird. Dies ist ähnlich der Wirkung des schweißtreibenden Wickels.

Diese experimentellen Ergebnisse bestätigen die bekannte Tatsache, dass man durch regelmäßigen Saunabesuch wirksame Vorbeugung unter anderem gegen Grippe und grippeartige Infekte betreiben kann. Ist allerdings ein derartiger Infekt einmal ausgebrochen, sollte man die Überhitzung vermeiden, da sie eher eine Verschlechterung und vor allem Kreislaufkomplikationen bringen kann. Dies gilt vor allem, so lange Temperatursteigerungen bestehen. Konsequente Vorbeugung soll eben vor dem Ausbruch der Erkrankung stehen: Als Konzept z. B. täglich Wassertreten und 1-mal wöchentlich in die Sauna.

Ein weiterer markanter Effekt (sowohl Sofort- als auch Langzeiteffekt) ist die Einflussnahme auf **Herz und Kreislauf.** In der Heißluftkammer erfordert der schon geschilderte Mechanismus zur Hitzeabwehr eine vermehrte Herztätigkeit.

Sowohl die bei einem Pumpvorgang geförderte Blutmenge als auch die Herzfrequenz müssen erhöht werden, um den gestiegenen Blutbedarf in der Körperschale und den inneren Organen sicherzustellen.

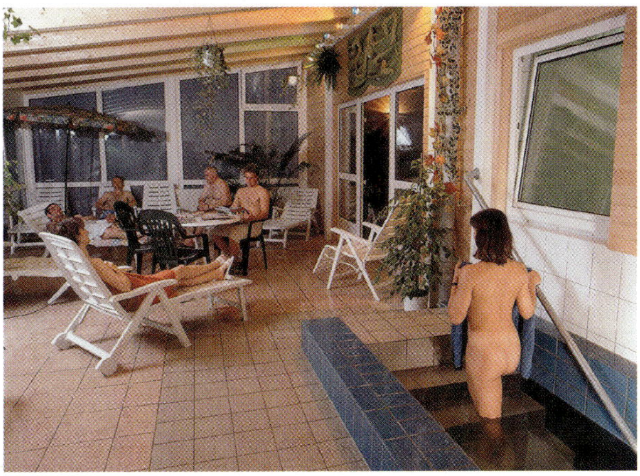

Auf das Tauchbecken verzichten Bluthochdruck-Patienten.

Dabei zeigt der an sich niedrige oder normale Blutdruck eine leicht sinkende Tendenz (daher wird dem Niederdruckler empfohlen, in der Heißluftkammer zu liegen), während erhöhte Blutdruckwerte zumindest keine wesentliche Steigerung erfahren. Ausnahmen bilden Hochdruckwerte über 200 mm Hg insbesondere bei gleichzeitig bestehender Herzschädigung.

Diese Menschen sollten daher vom Saunabesuch ausgeschlossen werden. In der Abkühlphase steigt der Blutdruck durch Verengung der peripheren Gefäße an. Dies ist bei Verwendung eines Kneippgießschlauches nur gering, bei Aufsuchen eines Kaltwasserbeckens jedoch ganz beträchtlich.

Im letzten Fall kommt zur ausgeprägten Kältewirkung noch der hydrostatische Druck des Wassers hinzu und beides lässt den Blutdruck unter Umständen weit über 200 mm Hg ansteigen. Durch zusätzliches Untertauchen des Kopfes wurden schon Werte weit über 250 mm Hg gemessen.

Demnach sollte der zu erhöhten Blutdruck Neigende sowie Menschen mit geschädigtem Herzen und/oder geschädigten Gefäßen auf das Tauchbecken verzichten.

Wir wollen allerdings nicht so weit gehen, wie dies manche

Saunaforscher tun und das Kaltwasserbecken überhaupt ablehnen. Wir halten es vielmehr für den gesunden und insbesondere trainierten Saunabesucher als sehr wertvoll.

Als Langzeiteffekt kann eine **Normalisierung** abweichender **Blutdruckwerte** erwartet werden. Der niedrige Blutdruck steigt leicht an oder wird zumindest stabilisiert und damit unterbleibt das beim raschen Aufrichten auftretende Schwindelgefühl.

Der leichte bis mittelschwere Bluthochdruck erfährt eine Senkung, vor allem bei gleichzeitiger diätetischer Reduktion des Übergewichtes. Bei gleichzeitiger medikamentöser Behandlung kann die Einnahme in der Regel reduziert werden.

Die **Wirkung auf den Atemapparat** ist mehrschichtig. Durch die Wärme werden Bronchialkrämpfe gelöst (das kindliche Asthma spricht auf die Sauna besonders gut an), das Bronchialsekret gesteigert, die Schleimhautoberflächen erneuert und die Durchblutung verbessert. Therapeutisch wird die Sauna deshalb ganz besonders bei chronischen Erkrankungen der Atemwege Hilfe bringen. Hier sind auch schleimlösende Zusätze zum Aufgusswasser angebracht.

Neben diesen augenscheinlichen Wirkungen, die auch die behandlungsmäßige Verwendung der Sauna im Rahmen der Kneipptherapie bedingen, gibt es auch noch zusätzliche Auswirkungen auf die blutbildenden Organe, auf die Nieren und die hormonbildenden Drüsen.

Abschließend sei noch die **Wirkung auf den Gemütszustand** unterstrichen:

Jedem einigermaßen selbstkritisch beobachtenden Saunabesucher ist die psychisch entspannende Sofortwirkung bekannt.

In und nach der Sauna treten die Alltagsprobleme in den Hintergrund, Spannungen werden abgebaut und ein Gefühl des Wohlbefindens stellt sich ein. Regelmäßiger, wöchentlicher Saunabesuch bringt zudem Ausgeglichenheit, wodurch berufliche und private Aufgaben besser bewältigt werden können.

Alle beschriebenen Saunawirkungen basieren nicht mehr allein auf Beobachtungen, sondern sind mit wissenschaftlich exakten Methoden nachgewiesen.

Deshalb ist der „Saunaspaß“ ein sehr ernst zu nehmendes Verfahren, um Leistungskraft zu tanken und Gesundheit zu bewahren oder wieder zu erlangen.

10 Saunaregeln

1. Wöchentlich 1-mal mit Zeit und Muße in die Sauna.
2. Vor der Sauna nicht den Bauch voll schlagen, kein Alkohol, nur Tee und Fruchtsäfte.
3. Erst nach einem Reinigungsduschbad in die Heißluftkammer.
4. Entspannt, bei niedrigem Blutdruck liegend schwitzen.
5. Aufguss erst nach Eintritt von kräftigen Schweißausbrüchen.
6. Abkühlung ohne „Nachschwitzen".
7. Kaltes Tauchbad ist belastend, Kneippgüsse sind schonender.
8. Abkühlung der Atemwege im Frischluftraum – keine Erkältungsgefahr.
9. Zwischen den Saunagängen Ruhe einschalten, eventuell Massage.
10. Zwei bis maximal vier Saunagänge sind optimal.

Wer soll wann in die Sauna?

1. Keine altersmäßige Begrenzung bei laufendem (wöchentlichem) Gebrauch.
2. Vorsicht bei erstmaliger Benützung im vorgeschrittenen Lebensalter.
3. Kinder schwitzen schwerer als Erwachsene.
4. Kräftigste Schweißproduktion ist nachmittags (Circadianrhythmus).
5. Mit akuten Krankheiten nicht in die Sauna.
6. Blutdruck über 200 mm Hg lässt Sauna zur Gefahr werden.
7. Herzdekompensation (Stauungsorgane) schließt die Sauna aus.
8. In den letzten Schwangerschaftswochen sollte ausgesetzt werden.
9. Individuelle Wahl der richtigen Stufe vermindert die Gefahr.
10. Bei Herzkranzgefäßerkrankungen und sonstigen Zweifeln muss der Arzt entscheiden.

Atme richtig mit Vernunft – und der Alltag wird leichter

Wie jede Therapie nicht allein dastehen kann, so gilt dies auch für die Kneipp-Wassertherapie. Sie haben das ja bereits aus vielen Bemerkungen in diesem Buch gesehen. Sei es die Ernährung, die Bewegung, die Lebensordnung oder die Heilkräuterlehre, jeder der fünf Bausteine der Kneipplehre ist mit dem anderen auf irgendeine Weise gekoppelt und steht nie allein da. Über allem aber steht unser wichtigstes Lebenselixier, der Sauerstoff. Ohne ihn gibt es kein Leben. In den verschiedenen vorangegangenen Anweisungen wurde immer wieder darauf verwiesen, dass man gut durchatmen muss. Deswegen soll zum Abschluss noch ein Sonderkapitel dem Atmen gewidmet sein.

Wenn auch durch viele Umweltsünden die Luft heute manchmal nicht mehr so sehr zum Tiefatmen einlädt, so müssen wir uns doch im Klaren sein, dass die **Aufnahme des Sauerstoffes** aus eben dieser Luft doch das **Wichtigste zur Erhaltung des Lebens** überhaupt ist.

Wir brauchen um zu leben, ganz abgesehen von der Lebensqualität, die in verschiedenste Richtungen geht, zwei Grundelemente:

1. die **Nahrungsaufnahme,** wobei zur Nahrungsaufnahme auch die **Aufnahme von Flüssigkeit** gehört, und
2. die **Sauerstoffaufnahme.**

Die Nahrung kann nur mit Hilfe des Sauerstoffes verwertet werden. Wir müssen also, um unser Leben zu erhalten, atmen.

Atmen ist eine Funktion unseres Körpers, die **sowohl automatisch als auch willentlich** geschehen kann.

Wenn wir mit unserem Willen der Natur entgegenarbeiten und den Atem über Gebühr lange anhalten, dann wird durch den Anstieg des CO_2 im Blut das Vegetativum den Willen ausschalten und dafür sorgen, die lebensnotwendigen Funktionen zu erhalten.

Maßgeblich beteiligt an jedem Atemzug sind unsere **Atemmuskeln.**

Die wesentlichsten davon sind das Zwerchfell und die Zwischenrippenmuskeln. Diese beiden vergrößern, wenn sie angespannt werden, den Brustraum und schaffen dadurch mehr Platz für die Lungenteile, die nun Luft aufnehmen können. Entspannen sich diese Muskelpartien, wird der Brustraum wieder kleiner und wir atmen aus. Durch die Vergrößerung des Brustraumes werden auch die Bauchdecke und die Flanken sowie der gesamte Rücken bewegt.

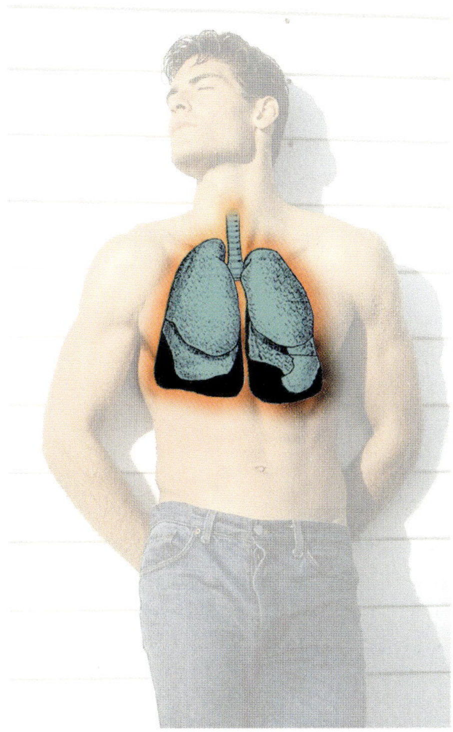

Ein Teil des mit der Luft über die Bronchien eingeatmeten Sauerstoffes geht über die Lungenbläschen in das Blut über und wird durch den Lungenkreislauf und das Herz bis in die kleinsten Arterien des großen Kreislaufes und damit in die entferntesten Gewebe unseres Körpers gebracht.

Durch den Vorgang der Verbrennung entsteht u. a. Kohlensäure (CO_2); diese wird auf dem umgekehrten Weg wieder der Lunge zugeführt und ausgeatmet.

Der erwachsene Mensch macht im Ruhezustand ca. 16 (individuell schwankend, vereinzelt bis 20) Atemzüge in der Minute bei einem Normalpulsschlag zwischen 60 – 80/Minute. Hiebei wird pro Atemzug ca. 500 cm^3 Luft getauscht (Atemluft) und das Verhältnis von Atemfrequenz und Pulsfrequenz beträgt 1 : 4.

Außerdem haben wir die Möglichkeit, nach tiefster Einatmung und maximaler Ausatmung individuell unterschiedlich 1.000 bis 4.000 cm^3 Luft zu bewegen. Dieses Luftvolumen ist die **Vitalkapazität,** messbar mit einem einfachen Spirometer. Mit verschiedenen anderen messbaren Atemgrößen können Atembehinderungen diagnostisch eingestuft werden.

Dies ist aber Sache des Arztes, dem technisch verschieden ausgestattete Geräte zur Verfügung stehen.

Sportler, besonders Ruderer und Schwimmer, kommen zu noch weit höheren Vitalkapazitäten (bis 7.000 cm^3). Diese allzu hohe Kapazität ist aber für den Normalverbraucher nicht unbedingt anzusteuern, da die Luftmenge weder verbraucht noch gebraucht wird! Zum Gesamt-Luftinhalt der Lunge kommt noch die **Residualluft** von 1.000 bis 1.200 cm^3 dazu, die aber immer in der Lunge bleibt.

Ohne Luft ist die Lunge nur vor der Geburt. Der vom Fötus benötigte Sauerstoff kommt über die Blutgefäße der Nabelschnur von der Mutter.

Das äußere Organ für die Atmung ist die **Nase.** Sie ist dafür geschaffen, die Luft in den Zustand zu bringen, in dem sie für die Lunge am bekömmlichsten ist. Sie wird gereinigt, befeuchtet, erwärmt. Die Mundatmung kann diese Aufbereitung nicht erfüllen. Daher ist der Atemweg durch die Nase der vorteilhaftere. Ausnahmen gibt es, wie überall, auch hier (z. B. Mundatmung beim Schwimmen, bei größeren Anstrengungen und bei gezielten Übungen).

Atemübungen sind dazu da, die richtige (natürliche) Atemführung im richtigen Augenblick einzusetzen. Sie sollen die Geläufigkeit geben, je nach Bedarf richtig zu reagieren. Sie müssen aber **immer Übungen bleiben** und sollen **nicht** dazu führen, Automatismen zu verdrängen und **ständig unter Kontrolle** zu atmen. Sie dürfen auch nie auf Kommando in einer Gruppe gemacht werden, sondern nur zum Erlernen koordiniert werden. Jeder muss seinen eigenen Rhythmus herausfinden. Natürlich müssen im Einzelfall bei auffallenden Fehlatmungen entsprechende Korrekturen gemacht werden.

Die einzelnen Übungen können wahlweise in die Gymnastik und den Alltag eingebaut werden. **Nie dürfen sie zu lange geübt werden!** Jede Übung 2- bis 3-mal, dann eine Pause und später wieder.

Zu heftiges Üben bringt ein Zuviel an Sauerstoff und jedes Übermaß ist schädlich (Kopfschmerz, Schwindel usw. durch Hyperoxidation).

Vor allem wird auch reichlich Kohlensäure (CO_2) abgegeben und dadurch kann der Kalziumspiegel im Blut absinken, was schwere Krämpfe zur Folge hat.

Atemübungen können den Alltag wesentlich erleichtern. Sie müssen aber direkt gelernt werden und möglichst nicht nach schriftlichen Unterlagen. Diese können nachher als Gedächtnisstütze sehr hilfreich sein, aber beim Erlernen muss eine Kontrolle da sein, ob es auch richtig gemacht wird.

Atemtherapie ist eine Behandlungsform, die mit viel Einsatz und Geduld erlernt werden muss, damit sie dann vom Atemlehrer/-in weitergegeben werden kann.

Sie ist nur im Eigenerleben langsam zu erlernen und die Kenntnis darüber ist nicht allein aus noch so guten Büchern zu erwerben. Sie darf, wie jede andere Therapie, nur nach einer genauen **Diagnose,** auf den Einzelfall abgestimmt, in der Einzelbehandlung angewandt werden.

Eine „Gruppentherapie“ ist daher vom Standpunkt des Atemlehrers nicht zu befürworten. Wohl kann man Atemübungen für Gesunde in der Gruppe „üben“, aber immer unter Einhaltung der vorher erwähnten Punkte (Rhythmus, Häufigkeit usw.).

Im Folgenden soll noch ein kurzer praktischer Leitfaden für naturgegebenes Atmen und einige Atemhilfen für die Praxis angeboten werden.

„Atme richtig mit Vernunft – und der Alltag wird leichter.“

Der oft gehörte Ausspruch „Wir atmen alle falsch“ ist falsch! Denn: Wenn wir wirklich alle falsch atmen würden, hätten wir schon solche Schäden, dass wir voraussichtlich bereits erstickt wären. Es sollte besser heißen, wir atmen nicht optimal. Sicherlich macht mancher manches falsch. Aber was ist schon hundertprozentig richtig von dem, was wir tun? Vollkommen ist keiner, aber jeder kann etwas dazu beitragen, dies oder jenes besser zu machen.

Wir könnten uns richtiger bewegen, wir könnten gesünder essen, wir könnten dem Nächsten liebenswürdiger begegnen, wir könnten, wir könnten, wir könnten ...

Und unter all diesen Möglichkeiten ist irgendwo auch die: Besser und richtiger zu atmen.

Nachfolgend soll dies an Hand von Beispielen gezeigt werden.

Ein ganz klein wenig allereinfachste Anatomie gehört dazu. Der Leser kann sich auf den im Text eingestreuten schematischen Bildern ganz gut zurechtfinden.

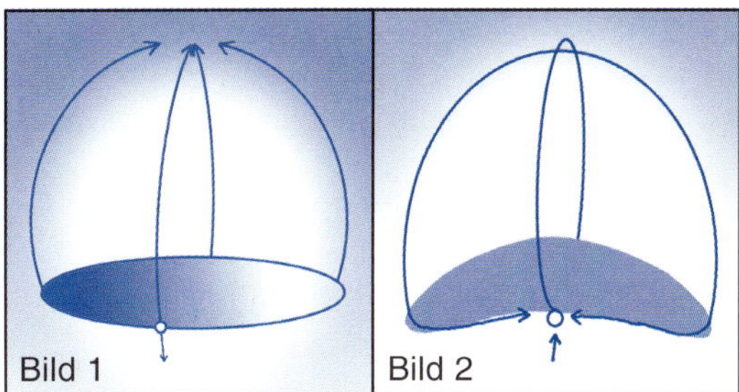

Bild 1 zeigt eine Kuppel, die zu vergleichen ist mit dem Brustkorb in Einatmungsweite. Die mit dem unteren Rand verbundene Fläche stellt das Zwerchfell dar.

Wenn richtig ausgeatmet wird, verkleinert sich der Brustkorb von allen Seiten her, der Ring unten verengt sich und das Zwerchfell steigt, wie in Bild 2, kuppelartig in die Höhe.

Zunächst nun etwas Theorie

Was ist Atmen? Atmen ist die Aufnahme von Luft, die zur Erhaltung eines Lebewesens notwendig ist. Uns interessiert nun aus der Fülle der verschiedenen Atemmöglichkeiten die natürliche Atmung des Menschen.

Für den Menschen ist Atmen eine Tätigkeit, die, wie schon erwähnt, bis zu einem gewissen Grad willentlich beeinflusst werden kann, zum größten Teil aber unbewusst geschieht.

„Auf Befehl" kann man tief einatmen oder auch für eine Weile das Atmen einstellen. Das letztere ist aber beschränkt, nämlich nur so lange der Körper mit dem ihm zur Verfügung stehenden Sauerstoff auskommen kann und nicht zu viel Kohlensäure im Blut ist. Sobald dieser Kohlensäurespiegel im Blut eine bestimmte Grenze erreicht hat, kommt vom Atemzentrum im Gehirn der willentlich nicht unterdrückbare Befehl: Atmen! Der stärkere Reiz geht dabei von der angehäuften Kohlensäure aus.

Ohne die entsprechenden Atemmuskeln dem eigenen Willen unterzuordnen, bewegen sich diese und es wird frische Luft eingeatmet.

In der Regel kommen wir mit diesem Mechanismus aus. Aber jeder von uns hat schon erfahren, dass ihm irgendwann einmal „die Luft ausgeht", er also aus irgendeinem Grund zu wenig Sauerstoff bekommt.

Der Grund dafür ist in unserer Lebensweise zu suchen, die uns einerseits viele Erleichterungen gebracht hat, die ein kräftiges Durchatmen kaum mehr erfordern, dadurch aber zu flachem und unzureichendem Atmen verleitet.

Dies rächt sich früher oder später in Form verschiedenster kleinerer und dann größer werdender Beschwerden durch ungenügende Sauerstoffaufnahme.

Es ist daher notwendig, zwischendurch ganz bewusste Atemübungen einzuschalten, um wieder zu einer genügenden Sauerstoffversorgung und Gesamtdurchlüftung aller Lungenteile zu kommen.

Einige dieser einfachen Atemübungen sollen hier vorgestellt werden.

Es sollen grundsätzlich immer „Übungen" bleiben!

Genau wie die Fingerübungen die Geläufigkeit beim Klavierspiel bringen, bringen uns die Atemübungen die Geläufigkeit beim Atmen.

Sie sollen uns mit der Zeit ein selbstverständliches Gefühl für den richtigen Einsatz der rechten Atmung geben, dass man nicht mehr denken muss, sondern automatisch den Atem richtig einsetzt.

Es soll dabei weder auf die „Bauchatmung" noch auf die „Brustatmung" oder sonstige Spezifikationen eingegangen werden, sondern lediglich die gesamte Lunge besser durchlüftet werden. Durch die verschiedenen Übungen wird kein Teil zu kurz kommen!

Voraussetzung ist eine lockere Kleidung (Gürtel, Hosenbund und dergleichen aufmachen) und eine möglichst staub- und abgasarme Luft. Außerdem genügend Platz für den Übenden, so dass er nicht beim nächsten Kasten oder an der Wand anstößt. Ideal natürlich im Freien in guter Luft!

Die sechs Grundübungen, die nun folgen, sollen durch die verschiedenartigen Bewegungen immer wieder einen anderen Teil Ihrer Lunge besonders gut durchlüften.

Die einzelnen Übungen bestehen aus je drei Teilen:

1. Ausstoßen der Restluft

2. Übung

3. kräftiges Durchatmen nach der Übung

Von diesen drei Teilen wiederholen sich Teil 1 und 3 immer wieder, nur der Mittelteil besteht aus verschiedenen Bewegungen.

Günstig ist es, wenn man sich beim Üben vor einen Spiegel stellt und dabei ein wenig kontrolliert, ob die Haltung nicht zu sehr verspannt ist.

Sie sollen ein harmonisches Spiegelbild vor sich haben!

1. Tiefatmungsübung

Stellen Sie sich in leichter Grätschstellung mit locker hängenden Armen hin, lassen Schultern, Kopf, Hals und Arme leicht vorfallen und stoßen dabei einen kräftigen Seufzer aus (Ausstoßen der Restluft).

Anschließend heben Sie beide Arme mit Schwung bis weit über den Kopf hoch (Blick nach oben) und atmen dabei kurz und kräftig durch die Nase ein. Ohne die Luft anzuhalten blasen Sie, während Sie die Arme seitlich senken, die eben eingeatmete Luft langsam durch die halb geschlossenen Lippen wieder aus.

Um dem Ausatmen noch etwas Nachdruck zu verleihen, lockern Sie die Schultern und schütteln noch so viel Restluft heraus, als es Ihnen ohne zu pressen möglich ist.

Nun ist die Übung vorbei und es folgt das kräftige Durchatmen, wobei Sie unter langsamem Heben der Arme durch die Nase einatmen und beim Senken der Arme rasch die Luft wieder durch die halb geschlossenen Lippen ausstoßen.

Damit haben Sie die 1. Übung beendet und beschäftigen sich erst einmal einige Tage damit.

Üben Sie mehrmals am Tag, aber niemals eine Übung öfter als dreimal hintereinander! Durch die ungewohnte Atmungstiefe kann es zu leichten Schwindelanfällen kommen, die aber gleich wieder vorbei sind.

2. Tiefatmungsübung

Sie soll den oberen Brustraum weiten. Grundstellung wie bei der vorigen, ebenso das Ausstoßen der Restluft.

Die Übung selbst besteht nun aus zwei Bewegungen: Einatmen (Nase!) mit Heben der Arme (vorne) bis zur Schulterhöhe, ein zweiter Atemzug unter seitlichem Auseinanderstrecken der Arme.

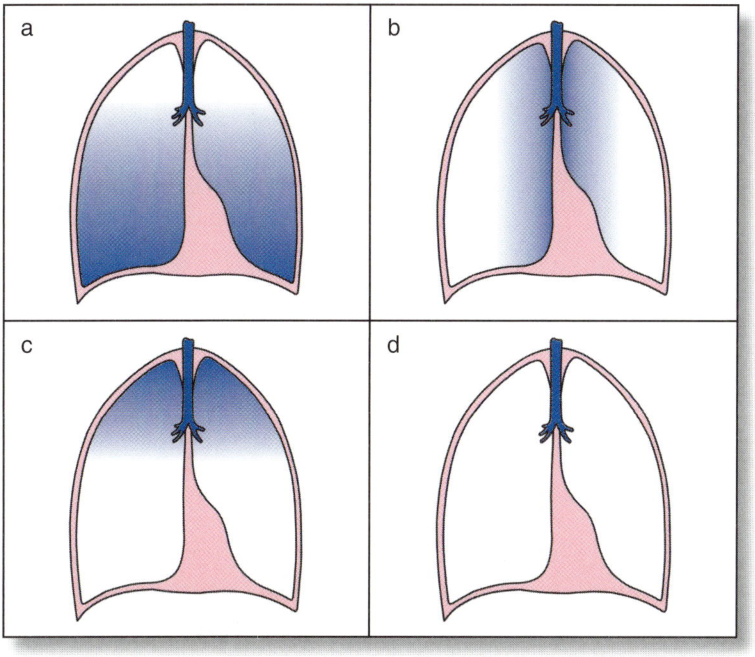

a) Durchlüftung der Lunge bei Brustatmung

b) Durchlüftung der Lunge bei Flankenatmung

c) Durchlüftung der Lunge bei Bauch- und Flankenatmung

d) Durchlüftung der Lunge bei Vollatmung

Beim sofort darauf folgenden Ausatmen werden die Arme wieder langsam gesenkt, die Schultern ausgeschüttelt und es folgt das kräftige Durchatmen wie bei der vorigen Übung.

3. Tiefatmungsübung

Hier werden besonders die Flanken durchlüftet. Schrittstellung, rechtes Bein vor. Ausstoßen der Restluft wie bisher, dann stützen Sie die rechte Hand (ohne zu atmen) auf das etwas vorgeschobene rechte Knie, nun beginnen Sie langsam einzuatmen und führen gleichzeitig unter Drehung der ganzen linken Seite den linken Arm nach rückwärts zu einem großen Bogen hoch und unter Ausatmen von Kopfhöhe wieder herunter.

Anschließend wieder durchatmen wie bisher.

4. Tiefatmungsübung

gleich wie die dritte, nur andere Seite!

5. Tiefatmungsübung

Sie sieht vorerst paradox aus, hat aber eine sehr wichtige Funktion. Sie soll die Durchlüftung der rückwärtigen, tiefer liegenden Lungenflügel fördern.

Nach dem Ausstoßen der Restluft neigen Sie sich langsam tief nach vorne und atmen dabei besonders langsam ein!

Sie werden dabei selbst merken, wie sich die Luft im Rücken verteilt. Beim Aufrichten atmen Sie wieder aus. Durchatmen wie nach jeder Übung.

6. Tiefatmungsübung

Sie fasst alle Tiefatmungen zusammen in Form einer Vollatmung. Nach dem Ausstoßen der Restluft lassen Sie sich mit leicht gegrätschten Beinen und lockeren Knien ohne zu atmen möglichst tief nach vorne fallen, auch Kopf und Hals fallen mit, breiten (immer noch ohne zu atmen) die Arme weit aus und holen sich nun von unten herauf über den Rücken und die Flanken bis hinauf zu den obersten Lungenspitzen so viel Luft, wie Sie nur können, bis Sie ganz hoch aufgerichtet stehen und blasen sogleich wie immer durch den Mund aus. Danach nochmals ein rasches Durchatmen, wie nach jeder Übung.

Haben Sie nun im Laufe einiger Zeit diese 6 Tiefatmungsübungen gut erarbeitet, so haben Sie schon viel für Ihr Wohlbefinden getan.

<u>Dosierung:</u> 3-mal täglich die ganze Serie ein- bis zweimal üben. Öfter ist nicht immer zuträglich, da, wie erwähnt, ein Überangebot an Sauerstoff und das zu intensive Abatmen von Kohlensäure unangenehme Folgen haben kann (Schwindel, Kopfschmerzen).

<u>Zum Abschluss noch einige praktische Hilfen für den Alltag:</u>

Treppensteigen oder Aufwärtsgehen

Ein vierteiliger Atemrhythmus, langsam durchgeführt, lässt das Treppensteigen und Aufwärtsgehen für alle Kurzatmigen (egal aus welchen Gründen) leichter werden. Der Ablauf ist folgender: Man beginnt damit, dass ein Bein auf die erste Stufe gestellt wird. Erst ein kurzes Ausatmen und dann hebt man sich mit einem kurzen Einatmen auf die 1. Stufe hinauf, nimmt sofort unter Ausatmen die 2. Stufe und unter weiterem Ausatmen auch noch die 3. und 4. Stufe.

Dann wieder kurz ein – aus – aus – aus, jeder Takt ist eine Stufe. Das Ganze in einem ruhigen, eher langsamen Tempo, bis das Ziel erreicht ist. – Beim schrägen Aufwärtsgehen bleibt der Rhythmus gleich, nur eben ohne Stufen.

Beruhigungsübung (Einschlafübung)

Man liegt in einer individuellen bequemen Schlafstellung, z. B. rechte Seite, Hand unter dem Kopf.

Wenig (gerade das Notwendigste) durch die Nase einatmen, sofort ohne anzuhalten leicht betont durch die Nase ausatmen (ausseufzen!), nach dem Ausatmen kleine Pause und wieder von vorne.

Also: ein – aus – Pause – ein – aus – Pause, ca. 5 bis 6-mal.

Dann hat man meist das Bedürfnis, einmal tiefer durchzuatmen, also: tief durchatmen (Nase) und gleich wieder durch den Mund ausatmen, 3- bis 4-mal, dann wieder weiter, ein – aus – Pause – ein – aus – Pause ...

Schnupfenbekämpfung

Neben anderen Maßnahmen wie ansteigendes Fußbad, Inhalieren usw. ist es besonders wichtig, die Nasengänge freizumachen, um wieder durch die Nase atmen zu können.

Dazu: Ellenbogen auf den Tisch aufstützen, Kinn in die Hände legen. Erst kurz 2-mal durch die Nase einatmen (auch wenn es geräuschvoll ist), durch den Mund ausblasen.

Ein Nasenloch zuhalten, durch das andere wieder 2-mal kurz einatmen, durch den Mund ausblasen, andere Seite gleich.

Dann beide Nasenlöcher so weit zuhalten, dass gerade noch etwas Luft durchgeht. Wieder 2-mal kurz ein- und durch den Mund ausatmen.

Nun werden beide Nasenlöcher mit je einem Finger auseinander gedehnt und wieder wird 2-mal (höchstens 3-mal) hintereinander eingeatmet.

Vorsicht, nicht öfter! Kann Kopfschmerzen und Schwindel verursachen. Aber öfter im Laufe des Tages wiederholen!

Dann noch die Nase leicht massieren und gegen die Jochbeinhöhlung abstreichen.

Damit kann man den Verbrauch an Schleimhaut abschwellenden Tropfen, die reaktiv die Nasengänge noch mehr verstopfen können, einsparen.

Noch ein Wort zu den Massagen

Massagen sind aus dem heutigen Kurgeschehen, egal welcher Art, nicht mehr wegzudenken.

Sie fügen sich auch ausgezeichnet in die Kneippbehandlung ein und wurden bereits zu Kneipps Zeiten in Wörishofen mit seiner Billigung angeboten. Heute ordnen wir sie als passive Bewegungstherapie ein.

Aus der klassischen oder schwedischen Massage, die immer noch in allen Fällen die Grundlage zu jeglicher Weiterentwicklung bildet, hat sich heute eine große Palette von Spezialmassagen entwickelt.

Grundsätzlich ist jede wirklich gekonnte und gründlich erlernte Massage zu befürworten, wenn sie im richtigen Augenblick an der richtigen Stelle angewandt wird.

Dazu gehört aber eine fundierte Ausbildung, die nicht nur auf Wochenendkursen beruht. Solche Kurse, die von Laien besucht werden, die sich dann als Masseure betätigen, sind nicht gesetzeskonform und absolut abzulehnen.

Nach einer Grundausbildung, wie sie den Heilbademeister/-innen zuteil wird, können, nach einer gewissen Praxiszeit, Spezialkurse das Wissen erweitern, das dann in die Praxis umgesetzt werden kann.

Es wird jeweils der Arzt bestimmen, welche Art von Massage verabreicht werden soll, denn nicht jedes Leiden erfordert die gleiche Behandlung.

Grundsätzlich darf eine Massage nicht schmerzen! (Wobei es sich bei einigen Griffen der Bindegewebsmassage nicht vermeiden lässt.)

Informieren Sie sich bei Ihrem Masseur oder Ihrer Masseurin, was gemacht wird und warum, dann können irrige Anschauungen am besten von Anfang an ausgeschlossen werden.

Jedenfalls können Massagen, wenn sie richtig gemacht werden, Ihr Wohlbefinden fördern und wie alle anderen Behandlungen zu Ihrer Lebensqualität beitragen. Sie sollen allerdings auf keinen Fall die aktive Bewegungstherapie ersetzen!

Schlusswort

Ich hege die Hoffnung, dass dieser Ratgeber all jenen, die zu Hause nach den Gesundheits- und Lebensregeln Sebastian Kneipps und seiner Nachfolger leben wollen, eine hilfreiche Stütze sein möge. Wenn er in vielen Haushalten einen angestammten Platz fände, könnte das gesundheitliche Befinden großer Bevölkerungsgruppen wesentlich verbessert werden. Nicht zuletzt würde dies auch das staatliche Budget entlasten.

Die Kneipp-Wasseranwendungen, richtig durchgeführt und mit Ruhe und Geduld zweckmäßig angewandt, flankiert von den weiteren 4 Komponenten, werden bestimmt Ihre Lebensqualität verbessern und Ihnen Kraft zur Bewältigung aller Leistungsanforderungen im psycho-sozio-somatischen Bereich bringen und zu Ihrem und dem Wohlbefinden Ihrer Familie beitragen.

In diesem Sinne wünsche ich

viel Gesundheit, Kraft und Lebensfreude.

OMR Dr. Hans Krammer